和田秀樹

マスクを外す日のために

今から始める、ウィズコロナの健やかな生き方

GS
幻冬舎新書
656

はじめに
あなたは今マスクを外せますか？
自由な毎日を取り戻すために

みなさんも薄々《うすうす》、感じておられるのではないでしょうか。「そろそろ、マスクを外しても、大丈夫なのではないか」と。

私も、そう感じています。いや、そう確信しています。

今コロナウイルスは、確実に弱毒化の道を歩んでいます。そして、ワクチンはほぼ上限まで普及しました。経口薬も実用化が視野に入ってきています。私を含めて医療関係者には、「今年はマスクを外すチャンス」と考えている者が少なくないのです。

すでに欧米の多くの国々では、マスク着用義務の緩和や撤廃に踏み切りました。G7など、国際会議の映像を観ていても、マスク姿の政治家やリーダーはめっきり少なくなりました。４月にニュージーランドのジャシンダ・アーダーン首相が来日した際、岸田総理もマスクを外し、彼女と握手までしていました。

　そうした背景には、マスクのメリットとデメリットを天秤《てんびん》にかけた政治的かつ医学的な判断があります。マスクは、人体に対して、恩恵だけをもたらす「幸い」の道具ではありません。さまざまな「禍」ももたらす諸刃の剣なのです。

　後に詳しく述べますが、マスクをかけると、二酸化炭素を多く含んだ自分の呼気を吸い込むため、ふだんに比べて酸欠気味になります。すると、脳の働きが鈍くなり、思考力や感情の状態を悪化させます。循環器系にも、よくはありません。むろん、体温調節機能は低下し、自律神経系にも悪影響を及ぼします。

「マスクをすることが当たり前の世の中」は、できることなら、１日でも早く終わらせたほうがいいのです。

「マスク禍」と感染予防というメリットを秤《はかり》にかけて、今年、数多くの国がマスクを外す方向に「国策」の舵を切ったわけですが、わが国の政府に、そうした動きは見えません。依然、この国では、マスクに象徴される「自粛《じしゅく》生活」が続いています。

私は、マスク以外のさまざまな「自粛要請」、そして「自粛生活」にも、メリットとデメリットがあり、トータルで考えると、かなり前からデメリットのほうが大きくなりはじめているとみています。

自粛生活は、私たちからじつに多くのものを奪い取ります。知人や友人と語らう楽しみを奪い、運動の機会を奪い、日の光に当たる時間さえ奪い取ります。それらが積み重なって、私たちのウイルスに対抗する力、「免疫力」は低下しているのです。

そして、自粛生活は、私たちの体だけでなく、脳や心にも悪影響を及ぼします。自由に暮らせないストレスや同調圧力が、私たちの脳と心を衰えさせるのです。

私は今、そうした「自粛禍」をもたらすような政策や方針を抜本的に見直す時期に至っていると思います。そして、近い将来、多くの日本人がマスクを外せる日がやってくることを念願しています。

私は、この2年余りの間、新型コロナとそれに伴う自粛生活が、私たち日本人の体と脳にどのような影響を及ぼすか、目を凝《こ》らし、観察してきました。本書はその観察記録であり、私なりの処方箋でもあります。

本書では、近い将来、自粛生活から抜け出し、マスクを外しても、健やかに暮らしていくにはどうすればいいのか――そのためのノウハウを紹介しました。むろん、それらは現下の状況でも、体、脳、心の健康を守るために役立つ方法です。

私は新型コロナ最大の副作用は、「自由を奪うこと」だと思います。自粛状態が長期化すればするほど、人生を自由に楽しめる期間は日一日と短くなっていきます。しばし、本書を座右に置いていただき、コロナ以前の自分の生き方や夢を取り戻すためには、どうすればいいのか、しばし沈思していただければと思うのです。

２０２２年５月

和田秀樹

マスクを外す日のために／目次

DTP　美創

第1章 行き過ぎた自粛とマスク依存

「我々が進もうとしている道が
正しいかどうかを、
神は前もって教えてくれない」
（アルベルト・アインシュタイン）

マスク漬けのリスクとは

まず、本書の冒頭で確認しておきたいのは、マスクをすることには、メリットもあれば、デメリットもあるということです。

むろん、いちばんのメリットは、新型コロナを含めて、感染症をうつすことをある程度予防できること。そして、デメリットは？――これはもう、数えきれないほどありますので、その代表例を紹介していきましょう。

まずは、「マスク酸欠」になることです。

マスクをすると、自分の吐いた呼気がマスク内にたまります。呼気は、通常の空気よりも二酸化炭素を多く含んでいますので、**マスクをつけ続けていると、たえず「二酸化炭素多め、酸素少なめ」の空気を吸い続ける**ことになります。

すると、どうなるか？――医学用語を使えば、血中二酸化炭素濃度が上昇します。

その第一の弊害は、頭痛が起きやすくなることです。二酸化炭素は、脳の血管を拡張させるので、三叉《さんさ》神経などを刺激して、頭痛の引き金をひくのです。

当然のことながら、酸欠状態では、思考力や記憶力といった脳の力が低下します。脳は、その重量は全体重の2%ほどしかないのに、ヒトが摂取する酸素の20%をも消費する「酸素大食い臓器」です。新鮮な酸素が脳に行き渡らなければ、たちまち支障が生じるのです。集中力を保てなくなり、眠くもなります。中・長期的には、脳内神経細胞や情報伝達システムの劣化によって、「頭が悪くなっていく」リスクもあります。

次いで、酸欠は、体全体の免疫力の低下を招きます。酸素不足に陥ると、血流が悪くなり、免疫細胞を全身に十分に運べなくなるのです。つまり、**新型コロナ感染予防のためマスクをかけているのに、免疫力を落としてかえって感染しやすくなる**という話にもなりかねないのです。

「酸欠」以外にも、「マスクをかける」ことには、多種多様なデメリットがあります。列挙すると、

・呼吸が浅くなるため、自律神経系に悪影響を及ぼします。
・心拍数が増え、循環器系に負担がかかりやすくなります。
・口の中の渇きを感じにくくなり、水分不足に陥りやすくなります。

むろん、ご承知のように、「体温調節がうまくできなくなる」というマイナスもあります。人の体には、体温を一定に保つ機能が備わっていて、体温が上がったときには、体熱放散機能を働かせて、体温を下げようとします。しかし、マスクをしていると、その機能がうまく働かなくなるのです。とりわけ、気温・湿度が高い夏場は、熱中症の原因になり、悪くすれば命を落とすリスクさえ生じます。

そして……切りがないので、このあたりでやめておきますが、マスクが人体にとって「諸刃の剣」であることは、おわかりいただけたと思います。少なくとも、マスクをすることが、未来永劫「常態化」していいわけではないことは、ご理解いただけると思います。

マスクの最大のデメリットは「人の表情が読めなくなる」こと

本書では、以上のようなマスクのデメリットを「マスク禍」と総称しますが、ここで、少々視点を変えて、精神科医の立場から、あまり語られることのない「マスク禍」について、お話ししたいと思います。

それは「人の表情が読めなくなる」ことです。

欧米の人々があれほどマスクを嫌うのは、「相手の表情を見ながら、コミュニケーションをとる」という人間の基本的な行動が失われることが、動機の一つになっています。それもあって、アメリカやイギリスでは、ワクチン接種が一定程度進んだところで、マスク着用義務が段階的に解除されました。一方、わが国では、ワクチン接種率が欧米を超えても、依然、マスクを外せない生活が続いています。このまま、ずっとマスクをつけ続けていると、どうなるか――おそらく、微妙なコミュニケーション能力が失われていくと思います。

例をあげると、私たちは、コロナ禍以前のマスクをしていない頃、相手の「作り笑い」を表情から見抜いてきました。

人間は、本当におかしいと思って笑うときには、まず口が笑い出し、続いて目が笑います。口と目の動きには若干のタイムラグがあるのです。一方、作り笑いでは、口と目が同時に笑いはじめる。意図的に笑顔をつくろうとすると、口と目が同時に動いてしまうのです。

私たちは、その**口と目の微妙な動きから作り笑いを見抜く**能力を養ってきました。そうして、広い意味での生存戦略にも役立ててきたわけですが、マスクで口もとが隠されると、その能力を発揮できなくなります。

また、私たちは、相手のさまざまな気持ちの動きも、口もとの様子から読み取ってきました。たとえば、相手の機嫌の良し悪しは、口の両端の角度に現れます。たとえば、相手がこちらの話を聞いて、楽しく思っているときには、口角（口の両端）が上がり、つまらないと感じているときには下がります。私たちは、その口角の上下を見て、自分の話がウケているかどうかを確認していたのです。マスク姿の相手には、この能力も発揮できません。

また、鼻も、表情を読み取るのに重要な部位です。日本語には「鼻の穴をふくらませる」「小鼻をうごめかす」「鼻高々」など、「鼻」を使った慣用句が多数ありますが、それも、私たちが鼻の微妙な動きから感情を読み取ってきたことの証左といえます。マスクをつけると、その「鼻」も覆《おお》ってしまうことになるのです。

というように、私たちは、互いに表情を読み合うという技術を使って、円満な社会関係を築いてきたのですが、マスクをしていると、その技術を活用することができないのです。

いうまでもないことですが、人間は一人では生きられません。孤島に流されたロビンソン・クルーソーだって、フライデーと表情を読み合っていたはずです。相手の表情を読む力は、社会を円滑に維持するためにも、重要な技術なのです。

今後さらにマスクをつける時代が続けば、日本人の表情を読む力は確実に衰えていくでしょう。それは、日本人のコミュニケーション能力を落とし、ひいては一人ひとりの感情状態を悪化させ、孤立を招きます。極端にいえば、「拡大自殺」のような犯罪の遠因にもなるとも考えられます。

自粛生活の最大の被害者は？――それは子供たちです

とりわけ、この「マスクと表情」問題で、**私が心配しているのは、母親の笑顔を満足に見たことのない子供たちの将来**です。

かつて、こんなことが起きました。第2次世界大戦中、イギリスでは、ドイツ軍による毒ガス攻撃を恐れ、国民の多くがガスマスクをつけていました。若い母親も例外ではなく、当時の赤ん坊たちは、ガスマスクをつけた母親に育てられたのです。

すると、その20～30年後に何が起きたか――イギリスのいわゆる風俗産業で、ガスマスクをつけた女性とのプレイを好む男性が急増したのです。

彼らは、人生の最初の時期、自分を無条件に愛してくれた女性の表情、つまりガスマスクをつけた母親の顔を、性的行為の対象となる女性にも求めたのです。

さて、今、4歳の子供は、人生の半分以上をマスクをつけて過ごしてきたことになります。8歳の子供でも、物心ついてからの半分の期間はマスクをしていたことになります。私は幼児教育にも携わってきましたが、人生のほぼスタート地点からマスクをしている子供たちが、これからどのように育っていくのか、本当に心配しています。

すでにこの2年間、子供たちには、いろいろな変化が現れています。

たとえば、いわゆる同調圧力の問題があります。そもそも、**子供は大人以上に、同調圧力に弱い存在**です。近年、注目されている「進化心理学」では、「ヒトは、群れから離れると、生きていくことができないため、同調圧力に弱くなった」とも考えるのですが、子供はその傾向がさらに強いのです。

文明社会の訪れる前、子供は群れから外れると、ほぼ確実に命を落としたため、仲間はずれを極端に恐れるように進化してきたのです。むろん、同調圧力に弱いほど、マスクをするしないなどをめぐるプレッシャーからのストレスは大きくなります。

また、休校や学級閉鎖《へいさ》などが繰り返される影響で、生活リズムが崩れ、心身に変調を来《きた》している子供が増えています。「おなかが痛い」「頭が痛い」と訴える子供、あるいは、不安になりやすい子、落ち着きがなくなる子が多くなっているのです。

むろん、自宅にいる時間が長くなれば、ネットやゲームへの依存も進みます。外に出て遊べなくなり、自宅で過ごす時間が長くなると、食欲不振も進みます。国立成育医療研究センターの調査では、２０２０年度、神経性やせ症の外来患者数が前年比60％も増えたといいます。同症は、思春期に多い症状ですが、おそらくは人とのコミュニケーション不足によって外見へのこだわりが強まり過ぎたことから、それだけ食欲不振に陥っている子供が多いのです。

また、もともと学校が苦手な子供の場合、学校が再開し、新たな登校日を迎えたときに、抑うつ的な傾向が高まる恐れがあります。翌日に新学期がはじまる夏休み最後の日に、子供の自殺が増える「8月31日問題」の存在は知られていますが、休校と開校の繰り返しは、そうした〝悲しい節目〟の頻度を増やすことにもつながりかねません。

そして、今の子供たちの多くは、運動会で声援を送ることもできず、卒業式で合唱することもできません。そうした異常な日々から、子供たちを救い出す「決断」も、私たち大人の責任だと思うのです。

コロナウイルスと高齢化が、日本人の脳を萎縮《いしゅく》させている

と、縷々《るる》述べてきましたが、欧米では、以上のような「マスク禍」を議論の俎上《そじょう》にのせたうえで、「マスク着用義務解除」の方向に政策の舵を切ったわけです。

日本の報道を見ていると、欧米では「マスクをかけない自由」を求める〝頑迷な〟権利意識から、マスクをしない人が多いようにも思えますが、現実には、マスクの得失を十分に考慮した判断から、脱マスクの方向に方針変更したという側面が注目に値するのです。

一方、わが国といえば――一向に舵は切られません。ワクチン接種率では、すでに欧米を上回っていますが、「そろそろ、マスクを外そう」という議論は、ほぼ耳にし

ません。テレビを観ていても、マスクのデメリットが語られるシーンをほとんど目にすることはないのです。

　なぜ、事態が変化していても、日本は変わることができないのでしょうか？——それは、残念ながら、この国が老いたからでしょう。高齢化が**国民全体の脳を萎縮させ、政府も国民も「変化を好まなくなった」というのが、私の見立て**です。

「老大国」という言葉がありますが、わが国が本当に「大国」かどうか、いや「大国だった」かどうかは、議論が分かれるところにしても、日本という国が今や「老国」化していることは間違いありません。

　日本の高齢化率（総人口に対する65歳以上の人口の比率）は、２０２１年現在、世界で断然トップの29・1％。２位のイタリア（23・6％）、３位のポルトガル（23・1％）を大きく引き離しています。わが国は、一国だけ異次元の高齢化状態に達しているといってもいいでしょう。

　そして、国民全体の平均年齢は47・7歳（２０２２年の推計値）。むろん、これも世界一の数字です。国民全体のちょうど真ん中になる中位数年齢は48・7歳ですから、国民のほぼ半数が50歳を超えようとしています。このような国は、古今東西、世界に例がありません。

私は、この超高齢化が日本人が「変われない」ことの主因だと見ています。

人の脳、とりわけ「前頭葉《ぜんとうよう》」は、40歳を超えると、目に見える形で縮みはじめます。私は、30年間以上、高齢者医療に携わるなか、ＣＴスキャンやＭＲＩ画像による脳の断層映像を５０００枚以上は見てきました。その経験からいうと、加齢によって、前頭葉は目に見えて縮んでいくのです。

医学の教科書の解説図のように、頭蓋骨《ずがいこつ》内に脳がぎっしり詰まった状態を保てるのは、よくて30代までです。40代からは、脳が萎縮しはじめ、頭蓋骨と脳の間に黒く写る隙間ができはじめます。なかでも、前頭葉の萎縮が進行します。

前頭葉は、大脳皮質《だいのうひしつ》の前方部にあって、大脳のなかでも、創造性や意志・意欲、変化への対応など、高次《こうじ》の精神機能を司っている部分です。その前頭葉が萎縮し、劣化すると、創造性や意欲が低下し、変化を好まなくなります。

行きつけの店、長年愛読している雑誌には要注意

その傾向は、日常の行動にも現れ、たとえば若い頃はいろいろな飲食店を食べ歩いていた人が、行きつけの店でしか食事をしなくなります。あるいは、若い頃は、いろいろな作家の小説を読んでいた人が、同じ作家の本ばかりを読むようになります。雑誌にしても、いろいろな種類の雑誌を買っていた人が、『文藝春秋《ぶんげいしゅんじゅう》』や『週刊ダイヤモンド』あたりを定期講読して、同じ雑誌ばかりに目を通すようになります。

ただし、これらの行動は、知的能力の減退《げんたい》を意味するわけではありません。知能指数が落ちているわけではないのです。『文藝春秋』や『週刊ダイヤモンド』を読み、**理解する力は落ちていないのですが、他の雑誌に興味を示さなくなる**のです。

そうした傾向全体を私は「前例踏襲《ぜんれいとうしゅう》思考」と呼んでいます。前頭葉の萎縮によって、変化を好まなくなる。その結果、「前例踏襲をよしと考える」傾向です。

話が飛ぶようですが、私は、前例踏襲思考は近年の「投票行動」にも現れていると思います。安倍晋三政権は、森友学園問題や桜を見る会問題など、スキャンダル続きの政権でしたが、結果的に史上最長の政権となりました。このことにも、私は、国民全体の前例踏襲思考が現れていると思います。変化を好まない人が増えた結果、何があっても安倍政権に票を入れ続ける人が多数派を形成し、政権が継続し続けることになったのです。

私は、コロナ禍を起因とする「自粛禍」の悪影響によって、日本人の脳はさまざまな方向に劣化したと思いますが、そのいわば「自粛禍脳」の素地として、超高齢化による国民全体の前頭葉の萎縮傾向があったわけです。コロナウイルスはその背中を押し、進行スピードをアップさせたのです。

政府にも自治体にも、「コロナ禍脳」の症状が現れている

そのコロナ禍脳の一症状である「前例踏襲思考」は、個人だけでなく〝組織的〟に

も進行します。たとえば、政府のコロナ禍対策には、その傾向がはっきり現れています。

目下、**日本を除く先進各国は、国民の行動制限を解いて、新型コロナ流行以前の「自由な日常」に戻す方向**に動いています。ところが、日本では依然、「自粛要請」一点張りの政策が続いています。

ここで、「自粛要請」とは、具体的には何なのか——その中身を見てみましょう。例にとるのは、２０２２年初め、第6波時に東京都が行った「要請」です。

令和4年2月10日付けの「新型コロナウイルス感染症まん延防止等重点措置」によると、都民向けには、

・不要不急の外出は自粛し、混雑している場所や時間を避けて行動すること
・営業時間の変更を要請した時間以降、飲食店等にみだりに出入りしないこと
・不要不急の都道府県間の移動は、自粛すること

などが求められました。回りくどい文章ですが、要するに「街に出るな」「繁華街に行くな」「遅くまで飲むな」「旅行はするな」という意味です。

すでに、中国の武《ぶ》漢《かん》で新型コロナウイルスが発見されて以来、約2年半にわたって、日本では、「三年一日」の如く、このような自粛策が繰り返されてきました。コロナウイルスは変異し続けているのですが、その対策は前例が踏襲され、変化しないのです。

ここで、はっきりいっておきましょう。

今のコロナは「ただの風邪」です。

２０２０年の初め、新型コロナが流行しはじめた頃には、私も医師として「これは、大変なことになった」と戦慄《せんりつ》を覚えました。**感染力、致死性ともに高いウイルスが出現したのではないかと身構えた**のです。

しかし、幸い、それは杞《き》憂《ゆう》に終わったようです。その後、新型コロナも、過去の多数のウイルスが歩んだ道をたどりはじめています。

弱毒化《じゃくどくか》です。

ウイルスにとって、生存に最も有効な戦略（＝最も数を増やせる戦略）は、「感染しやすいものの、宿主に大きな害を与えない」方向に、変異することです。

ウイルスの目的は、宿主を殺すことではありません。下手に毒性を高めて宿主を殺してしまうと、ウイルス自身も消滅することになるからです。

そこで、過去、病原となるウイルスは、時を経るごとに、弱毒化の方向に変異した株が優勢になってきました。いわば「ウイルス弱毒化の法則」が働いたのです。

実はコロナウイルスは膨大な数で変異しているのですが、そのなかでもこの「法則」に則《のっと》った代表的な株が、２０２２年前半、多数の感染者を出したオミクロン株でした。ピーク時には、東京都だけでも1日2万人以上の感染者が出ましたが、重症者数は比較的少数にとどまりました。

新型コロナは、デルタ株までは、ウイルスが肺に侵入し、肺炎を引き起こす感染症でしたが、オミクロン株は、おおむね上気道《じょうきどう》にしか症状の出ないウイルスでした。それまでの株のように肺をおかさないので、「肺炎」という直接死因になる症状を引き起こす症例が少なかったのです。それが、重症者数、死者数が少なかったことの主因でした。

なお、普通の風邪も、肺炎をほとんど引き起こしません。先に「今の新型コロナは、ただの風邪」と申し上げたのは、オミクロン株が普通の風邪なみに、ほとんど肺炎を引き起こさないからなのです。

一方、インフルエンザは重症化すると、肺炎を引き起こします。その意味で、オミクロン株は、インフルエンザほどにも、人の命を奪わないウイルスになったのです。

感染後の後遺症《こういしょう》にしても、インフルエンザは「脳炎」という治療の難しい後遺症を生じさせることがあります。脳炎を起こすと、知的障害やてんかんといった後遺症が、生涯残ることがあるのです。

一方、新型コロナの後遺症としては、味覚障害、嗅覚《きゅうかく》障害、呼吸障害、倦怠感《けんたいかん》などがよくあげられますが、これらはすべて、**他の疾患《しっかん》の後遺症としても、よく見られる症状**です。医学的には、珍しいものでも、重いものでもありません。

誰もいわない、「自粛」の副作用とは

そもそも、日本人は、一年に何人くらい「風邪」で死んでいるのでしょうか。

これは、死亡診断書の死因欄《しいんらん》に「風邪」と書くわけではないので、明確な数字を出すのは難しいのですが、年間約2万人が風邪を原因として「風邪関連死」しているのではないかというのが、私を含めた多くの医療関係者の見るところです。

一方、新型コロナで亡くなった人は、この原稿を書いている２０２２年4月上旬時点で、２０２０年以来の足かけ3年で、約２万９０００人。それが2年余りの数字ですから、風邪の年間死者数よりも少ないと見られます。また、インフルエンザ関連の死者は年間約1万人と見られますから、死者数に関しては、新型コロナは、それとあまり変わらない感染症なのです。

逆にいえば、それだけの数の人々が、風邪やインフルエンザで命を落としています。それでも、風邪やインフルエンザが流行しているとき、誰も「不要不急の外出は避けましょう」「県境《けんざかい》を越える移動を控えましょう」とはいいません。ところが、こと新型コロナに対しては、「三年一日」の自粛策が続いています。

むろん政府も、私が紹介した程度の数字は先刻承知しています。しかし、「出口戦略」はごく小さな声でささやかれる程度で、実行には移されません。

私は今、まん延防止等重点措置などによる「自粛策」は、明らかに過剰で、不適切な政策だと思っています。

そして現在、そうした自粛策は「万病の元」であり、「自粛禍」は、新型コロナへの感染以上に「人の命を奪っている」とさえ思っています。その理由をお話ししましょう。

私たちは、自粛生活のなか、多くの「自由」を失っています。友人・知人と自由に食事することすらはばかられ、そもそも彼らとの会話さえ不自由です。外で自由に運動することにも気がひけて、買い物も不自由です。子供を外で自由に遊ばせることができないし、実家に自由に帰省することもできず、老親にもなかなか会えません。コンサートや映画、スポーツ観戦に出かけることにも、制限がかけられることが多くなっています。

というように、自粛は、私たちから何事も自由だったコロナ禍以前の日常を奪い取っています。そのことが、人命を奪うことにつながるのです。

その犠牲《ぎせい》となる人の多くは、高齢者です。高齢者は外出を控え、自宅に数か月引きこもるだけで、歩行機能が弱まり、自立歩行さえおぼつかなくなります。また、人と話さない暮らしが続くと、認知機能《にんちきのう》が衰えます。

そのような足腰、認知機能が衰える症状を「フレイル」と呼びます。フレイルは**「虚弱」という意味で、正常と要介護《ようかいご》の間のような状態**を指します。いったん、フレイルに陥っても、適度に運動したりすれば、元の状態に戻ることができるのですが、自粛生活のなかでは、それもままなりません。

外出しないことで、運動不足になり、筋力が衰えて転倒、骨折、要介護状態になったという人を、私はこの２年余りの間、多数見聞きしてきました。高齢者の自粛生活は、要介護状態への最短ルートとなるのです。

また、自粛生活のなか、買い物がしにくいと、栄養バランスのとれた食事をとりにくくなります。そして、糖尿病《とうにょうびょう》などの持病を悪化させている人が少なくありません。これも、要介護を増やすことにつながります。

今、日本の要介護高齢者は、要支援を含めて約７００万人です。私は、自粛生活が続けば、今後数年のうちに、さらに２００万人は増加することになると思います。すると、介護費用は年間４兆円増えます。むろん、死者も急増します。

しかし、テレビを含めたメディアは、そうした自粛禍について、まったくといっていいほど、報じません。今、テレビに専門家として出演するのは、感染症の専門家ばかりです。彼らは「外出を避け、ワクチンを接種しろ」とはいっても、フレイルや要介護予防については何も語りません。いや、その分野は専門外で知識がないので、語ることができないのです。そうして、自粛禍の深刻な「副作用」について、国民はほとんど知らされることがないまま、2年以上の日々が経過したのです。

まじめに自粛してきた人ほど要注意

自粛生活には、他にも「死因」となる副作用があります。「うつ病」が広がることです。

うつ病は、感情、気力、関心といった精神の機能が低下し、判断力、記憶力、集中力、注意力、根気といった能力が失われ、やがては妄想にもとらわれるようになる心の病です。体調にも悪影響が現れ、食欲がなくなって低栄養状態に陥りやすく、さまざまな疾患の引き金になります。頭痛や体の痛みも頻発します。

その数は、自粛による引きこもり生活の影響で、今後、数十万人単位で増えることは確実だと思います。

私は、**「うつ病」**は、**自粛禍のもたらす最大級の副作用**だと思っています。なぜなら、うつ病は「自殺を増やす病気」だからです。自粛生活は、うつ病の誘因になり、結果的に死者数を増やすのです。

ここで、あなたの心の状態を簡単にチェックしてみましょう。あなたには、コロナ禍以後、次のような傾向が現れていないでしょうか？

・なんとなく、気持ちが晴れない。
・人の目を感じ、いろいろ気疲れする。
・夜に熟睡できず何度も目が覚める。
・食べてばかりで、体重が増えている。あるいは食が細くなった。
・飲酒で、うさばらしをしている。
・家族がいつも家にいるようになって、イライラする。
・夫婦ゲンカが増えた。
・子供につい手をあげてしまった。

・今後のことを考えて不安になり、眠れない。

このような傾向が、3つ以上あてはまるようなら、私は、あなたの心の状態は、要《よう》警戒水域《けいかいすいいき》にあると思います。それらの傾向がさらに高《こう》じ、日々の暮らしを円滑に営めなくなると、病気の範疇《はんちゅう》に入ってきます。

通常、最初は「不安障害」や「適応障害」といった診断名を下されることが多いのですが、その時点ですでにうつ病を発症している人もいます。

ここで、**うつ病になりやすいタイプ**を紹介しておきましょう。

・秩序《ちつじょ》を重んじる
・律儀できちょうめん
・理想が高い
・責任感が強い

要するに、まじめで律儀でルールを守る人たちです。そういう方々は、自粛要請にも、素直に従っていることでしょう。「自分はそのタイプかも」と思う「まじめ」な人ほど、自粛要請が続くなか、ストレスをうまく発散することが必要になってきます。

まずは外に出て、セロトニンを分泌《ぶんぴつ》させよう

では、なぜ、自粛生活がうつ病を招くのでしょうか——その理由はいくつかあげられるのですが、最大の理由は「日の光に当たらない」ことでしょう。

自粛生活のなか、外出が減り、運動する機会がなくなって、日の光に当たらない暮らしを送っていると、セロトニンという物質の分泌量が減っていきます。

この物質は、脳の神経細胞の間で、刺激や興奮《こうふん》を伝える神経伝達物質の一つ。心の状態を制御《せいぎょ》するうえで、中心的な役割を担い、他の神経伝達物質、ドーパミンやノルアドレナリンなどの分泌量のコントロールにも関与しています。

この重要な物質が不足すると、**不安が高まったり、イライラしやすくなったりする**など、感情のコントロールがうまくいかなくなります。やがては、うつ病の発症要因にもなります。

セロトニン量が減少すると、うつ傾向が現れて、最悪の場合、自殺につながりかねないことは、さまざまな研究からわかっています。たとえば、ニューヨーク精神医学研究所のビクトリア・アランゴ氏らの研究によると、自殺者の家族から提供を受けた２００体の脳標本《のうひょうほん》を分析したところ、十分なセロトニン量が分泌されていないことがわかったといいます。

そのセロトニンが作られるのは、脳幹《のうかん》中央の「縫線核《ほうせんかく》」という部位です。縫線核の機能が弱まると、セロトニン分泌量が少なくなるわけですが、自粛生活のなか、夜ふかしが多くなったり、昼夜逆転の生活を送ると、その機能低下を招くと見られます。また、テレワークで長時間パソコンに向かうなど、同じ姿勢をとり続けても、機能が弱まると考えられています。

私は、あと1年、自粛生活が続くと、うつ病患者、そしてその予備軍であるうつ傾向の人が、１００万人単位で増えると思っています。

では、今後もある程度の自粛生活が続くと思われるなか、うつ病を防ぐには、日常をどのように過ごせばいいのでしょうか。

うつ病の主原因は、セロトニン不足ですから、まずはそれを防ぐため、日の光を浴びることです。太陽光をたっぷり浴びると、縫線核が活発に働きはじめ、セロトニンの生成が加速されます。十分なセロトニンが供給されれば、他の神経伝達物質も適量に制御されて、安定した精神状態で1日を送れます。

日の光を浴びるには、毎朝散歩をしてもいいですし、庭やベランダで太陽光を浴びながら体操するのもいいでしょう。週に3回以上、1日15分くらいを目安に、人の少ない時間帯・場所を探して、日の光をたっぷり浴びてください。

また、うつ病は、ネガティブなライフ・イベントがあると、発症しやすくなる病でもあります。自らの病気、配偶者《はいぐうしゃ》の病気や死、失業・退職、住み慣れた家からの引っ越しなどの環境変化が、うつ病の誘因になります。つまり、人は、**慣れ親しんだ人間関係や環境を失う**と、うつ病を発症しやすくなるのです。

コロナ下、そんなネガティブな人生イベントが起きやすくなっています。そのためにも、日の光をたっぷり浴びて、セロトニンの生成に努めることが重要なのです。

飲食店の自粛で増えた「家飲み」の危険性とは

もう一つ、さらに自粛生活が続いたとき、日本人の「新・国民病」になりかねないと、私が懸念する病に「アルコール依存症」があります。

自粛期間中は、飲食店でのアルコール類の提供に制限がかかっていますから、単純に考えると、アルコールに依存する人は減りそうなものですが、実際はそうではありません。

居酒屋などが夜8時までしか開いていなければ、家飲みする人が増えるのです。これが問題で、「人と一緒に外で飲む」外飲みよりも、「一人で家で飲む」家飲みや一人飲みのほうが、アルコール依存症になるリスクは、はるかに高いのです。

「キッチンドリンカー」という言葉があるほどに、一人飲みは歯止めがかかりません。一人で飲むと、**「もう、その辺でやめとけや」と誰も声をかけてくれない**のです。

とくに、コロナ下、在宅勤務をしていたりすると、昼からでも飲めてしまいます。また、テレワークで通勤しなければ、終電車の時間を気にする必要もありません。毎晩、寝落ちするまで飲むこともできます。さらには、ステイホーム状態で、太陽の光に十分当たっていないと、メラトニンという睡眠物質の分泌が減るために不眠になりやすく、眠るためにアルコールに依存することにもなりがちです。

そうして、アルコールを過剰摂取する人が増えるのです。毎日飲み過ぎれば、当然、アルコール依存症になるリスクが高まります。

という観点から見ると、居酒屋をはじめとして、アルコール類を提供する飲食店に、営業自粛を課すのは、愚策《ぐさく》中の愚策です。リスクは高く、費用対効果は悪い対策というほかありません。

そもそも、飲食店の営業自粛がはじまって3年目になるのに、依然、外飲みの制限と感染症の減少を実証するデータは存在しません。

ここまでデータがないということは、おそらく両者の間に因果関係はないのでしょう。それなのに、飲食店に自粛協力金を支払ってまで、アルコール依存症患者を増やすリスク要因を作り続けている。その意味で、ひじょうに費用対効果の悪い対策と申し上げたいのです。

日本生活習慣病予防協会のデータによると、現在、アルコール依存症の患者数は80万人以上、予備軍を含めると４４０万人にのぼるといいます。また、厚生労働省の研究班の調べによると、アルコール依存症の疑いのある人は、推計２９２万人にのぼります。

私は、今後も「家飲み時代」が続けば、おそらく１００万人単位でアルコール依存症患者とその予備軍が増えると見ています。

そして、わが国では、アルコールによる自殺や事故など、いわゆる「アルコール関連死」で毎年約３万５０００人（推計）が亡くなっているとされていますが、今後アルコール依存症患者数が増えれば、死者数もそれに正比例して伸びることでしょう。

そもそも、精神科では、**うつ病の人には、アルコール飲料を飲ませないことが、常識**になっています。アルコールは、前述したセロトニンを枯渇させ、うつ病や自殺の誘因になるからです。かつて、有名政治家がホテルで自ら命を絶ったとき、ミニバーの酒がすべて飲み干されていたというのは、有名な話です。

というわけで、不要な自粛生活は今後、要介護高齢者、うつ病患者とともに、第３の副作用としてのアルコール依存症の患者を１００万人単位で増やすことでしょう。

そして、これら自粛生活が引き起こす症状・病気はいずれも、感染症よりも長期間、人を苦しめます。自粛生活によるマイナスは、新型コロナウイルスによる直接的な禍《わざわい》よりも、何倍もの期間、尾を引くことになると、私は憂慮しているのです。

「基本的人権」を取り戻さないと、「コロナ禍脳」は治らない

私は、新型コロナは、「日本国憲法のストレステスト」だとも思っています。日本国憲法は、さまざまな自由を保障しています。たとえば現在、事実上の制限がかけられている集会、居住、移転の自由は、第21条と第22条によって保障されています。「営業の自由」は、それを保障する明文はないものの、職業選択の自由を保障する第22条1項によって保障されているというのが、大方の憲法解釈です。

だから、政府も自治体も、国民の移動や店舗の営業を直接的に禁止することはできません。憲法違反になるからです。だから、政府などは、自粛を要請するのです。

それでも、現在のように、実質的な制限になっていれば、私は立派な憲法違反だと考えています。

その一方で、私は、移転の自由や営業の自由といった基本的人権がおかされているのに、それに国民が異議を唱えないことにも、疑問を抱かざるをえません。私は、コロナ禍を日本国憲法に対する一種のストレステストと考え、自由や基本的人権の重みについて、再考してみる必要があると思うのです。

よくいわれることですが、私たち日本人は、自らの血を流して、自由や基本的人権を獲得してきた歴史をもちません。そのため、それらに対する意識が希薄で、いまだ「お上」のいうことに従順です。

そして、この2年余り、移動の自由や営業の自由といった基本的人権が実質的に阻害されているにもかかわらず、行政の要請に従順に従う状況が続いています。香港やウイグル、ウクライナなどの人権状況は心配するのに、自分たちの人権に無関心な光景は、私の目には奇怪にさえ映ります。

私自身は、この程度の感染症で、私権を大きく制限するのは、近代憲法をもつ国としていかがなものか、と思っています。少なくとも、「どの程度の死亡率なら、どの程度基本的人権に制限を加えてもいいのか」――そのことをきちんと議論するべきだと考えています。

そして、**コロナ下でも基本的人権を守れる国**に「変われる」ことを願っているのです。

第2章 同調圧力からの抜け出し方

「君子は和して同ぜず。小人は同じて和せず」

（孔子）

根拠がない飲食店の自粛はどうやって行われたのか

経済学に「マクロ経済学」と「ミクロ経済学」がありますが、同様に心理学にも「マクロ心理学」と「ミクロ（マイクロ）心理学」という言葉があります。

まだ新しい区分法であるため、その定義は論者によってさまざまですが、この本では「マクロ心理学」は国民全体の心理状態、「ミクロ心理学」は個人レベルの心理状態を扱う心理学というあたりの意味で使いたいと思います。

さて、マクロ心理学的にいうと、コロナ禍以後の日本社会では、「同調循環《どうちょうじゅんかん》」とでも呼ぶべき心理現象が起きています。政府やメディア、そして国民などの各セクターが影響し合って、「同調」現象を拡大・維持する状況です。

ここでは、政府や分科会（新型コロナウイルス感染症対策分科会）を「ふりだし」にして、考えてみましょう。

まず、**政府や分科会が何らかの方針を打ち出す**と、テレビをはじめとするメディアの大勢が同調します。一応はマスコミですから、少しは嫌味をいって、批判する姿勢を見せはするものの、むしろ「Too Late（遅過ぎる）」、「Too Little（少な過ぎる）」ことを問題とし、実質的には賛成します。むろん、全面的な反対キャンペーンを張ったりはしません。

そして、国民は、大勢としては賛成のメディアの影響を受けて、政府方針を是《ぜ》とする「世論」を生み出します。たとえば、飲食店に対する政府の自粛要請があれば、「深夜まで営業している店はけしからん」という意見が多数を占めるのです。

そして、世論がそちらの方向に傾けば、政府は選挙怖さに、その世論に同調した方針をさらに強化します。そして、分科会では、形式的な異論は上がっても、大勢としては、政府の意向に沿った見解を出して、専門的に政府の政策を補強《ほきょう》します。

こうして、互いに同調し合う循環構造が生まれ、その回転音が響くなか、「異論」はノイズとしてかき消されていきます。

要するに、この循環構造のなかでは、**互いに同調し合うだけで、誰も「自分の頭で考えていない」**のです。

多数派しか生き残れない「同調圧力」社会

なぜ、この国では、過度かつ不必要な自粛が続いているのか——その動力源となっているのも、この「同調循環」です。誰もゼロベースから考えようとしないのですから、議論は生まれず、変化は生じません。そして、自粛要請ばかりが実質的に自動延長されていく。

「同調循環」を生み出すエネルギー源は、心理学用語でいう「同調圧力」です。

簡単にいうと、同調圧力とは、「多数派が少数意見をもつ人に対して、多数派と同じように考え、行動するよう、強制するプレッシャー」を指します。

社会心理学では、「人々の意見がある方向に傾斜する」ことを「同調現象」と呼びますが、そもそも社会心理学という学問分野は、「同調現象」の研究からはじまったといっても過言ではありません。

それは、ドイツで「ナチス」が誕生し、モンスター化した現象を解明するためでした。ナチスは、ただ暴力によって、権力を奪取《だっしゅ》したわけではありません。暴力も利用はしましたが、基本的には、数度の選挙を勝ち抜いて、合法的に政権を奪取したのです。

その過程で、ナチスは幅広い国民に支持され、多数の同調者を生み出しました。なぜ、あのような政党、独裁者が、多くの人の心をつかみ、勢力を伸ばしたか、そのことを人間心理から理解し、説明するために、社会心理学は発展してきたのです。

有名な（悪名高い）「スタンフォード監獄《かんごく》実験」や「ミルグラム実験」（アイヒマン実験）といった、被験者《ひけんしゃ》の精神を破壊してしまうような特異な実験が行われたのも、この文脈中の悲劇でした。

「同調現象」が生じると、多数派のみがよしとされ、異論は歓迎されなくなります。やがて、自己規制や自己検閲《けんえつ》がはじまり、多数派の意見を補強するデータのみが人の目に触れるようになります。

今の日本のテレビ（とりわけ東京キー局）は、自己検閲化したメディアの代表格といっていいでしょう。自分を例にひいて恐縮ですが、「自粛反対派」の私は、テレビ、少なくとも東京キー局制作の番組には、まったくお呼びがかかりません（全国放送されない大阪制作の番組には、ときどき呼ばれます）。

「新型コロナウイルスは、広範な自粛が必要なほど、恐れるべきものではなく、十分共存していけるウイルス」ということをはっきりいう人間は、私を含めて、今のテレビ局にとっては〝招かれざる客〟なのです。

こうした同調現象が過激化すると、多数派は、少数意見をもつ人々を排斥《はいせき》しはじめます。その排斥法には、無視（シカト）や共同絶交（村八分）がありますが、さらに激化すると、脅迫《きょうはく》や暴力などの直接的な攻撃が加えられるようになります。

多数派に排斥されると、少数意見をもつ人は、しだいに反対行動をとれなくなり、沈黙を守るようになります。ヒトは、原人の時代から、群れをつくって暮らし、**群れから排斥されると生存すら難しいという環境**に、何百万年もの間、置かれてきました。その遺伝子を私たちも受け継いでいます。ヒトの心には「孤立への恐れ」が原罪的に宿っているのです。

そのため、現代人も、多数派からの拒絶を恐れて、沈黙の道を選びます。社会心理学には「沈黙の螺旋《らせん》」という、同調を求める圧力によって、少数派が沈黙を余儀なくされていく過程を指す用語があるほどです。

過度な自粛はもはや「掟《おきて》」

このような同調圧力に関する社会心理学の研究は、おおむね欧米で行われてきました。ですから、日本人だけでなく、人類全体にこうした傾向はあるわけです。

ただし、欧米、とりわけアメリカは、「人と違う意見をいう」ことをよしとするお国柄です。たとえば、日本語で「とくに意見はありません」というのは、ごく普通のフレーズですが、**アメリカで「I have no opinion」といえば、「意見もいえないバカ」と見下される**ことでしょう。その分、アメリカは、日本ほどには同調圧力が働かない国です。

一方、日本人は、同調圧力に屈する傾向がひときわ強い。

一般的にいって、「閉鎖的社会に、同質性の高い人々が暮らしている」ほどに、同調圧力は強くなります。

その点、わが国は「島国」という地理的な閉鎖空間で一つの国を形成し、社会的活動は企業・学校単位という閉鎖社会内で行われることが多い国です。しぜん、人間関係は固定化し、同質性が高まっていきます。そもそも、国内で暮らす異民族の割合が少なく、宗教や価値観も同質性が高い国です。コロナ下、私たちの社会が強力な同調圧力を生み出し続けているのも、その閉鎖性と同質性ゆえです。

そうして、私たち日本人は「集団規範へ同調する傾向」がひときわ強くなりました。閉鎖的な社会で、個々人が勝手な行動をとると、秩序が崩れ、みんなが迷惑します。そこで、日本社会の至るところに、どう行動すればいいかというルールが用意されています。それが「集団規範」です。

ただ、ここで問題なのは、集団規範には、合理的根拠があるものと、そうした根拠のないものがあることです。たとえば、「因習」と呼ばれるような掟、しきたりには、現代の目から見れば、根拠のないものが大半を占めています。

しかし、たとえ不合理でも、人間には、集団規範から外れることへの恐れから、規範に従う傾向があります。そこに合理的思考はなく、安心を得るため、自ら思考停止する道を選んで、不合理な規範に同調するのです。

新型コロナに関する自粛ルールも、私は根拠に乏しい点では、「因習」に近い規範だと思います。それでも、この国の同調圧力の高さが、人々にそれを守らせているのです。

テレビの解説を「そうとは限らない」と考える練習

もう一点、この国で「同調圧力が高まる理由」について、お話ししておきたいと思います。それは、この国では「高等教育」がほとんど機能していないことです。

私は事実上、この国には本来の意味の「高等教育」は存在しないと思っています。

日本以外の国では、高等教育は「前頭葉を鍛える」ために存在しますが、日本の大学ではそういうトレーニングは行われていません。そのことが「異論のない社会」を生み出しているのです。

ここで、脳の各部位の機能をざっとおさらいしておきましょう。

たとえば、人が読書しているときは、言語中枢などを司る「側頭葉《そくとうよう》」が活発に活動しています。一方、数学の問題を解くときには、「頭頂葉《とうちょうよう》」が活発に動きます。この2つは、いわゆる「知能指数」に深く関わる部位です。

一方、**「前頭葉」を使うのは、おもに創造的な活動をするときと、想定外のことに対処するとき**です。高等教育は本来、前頭葉のこの2つの機能を鍛えるために存在します。

世界の教育現場の様子を概観すると、今はアメリカやイギリスでも、初等・中等教育では「詰め込み教育」が行われています。かつて、両国の初等・中等教育では、日本でいうところの「ゆとり教育」のような教育が行われていました。しかし、それでは、当時の日本のような「詰め込み教育」型の教育に勝てないことがわかってきて、両国では初等・中等教育に関する方針を切り替え、今に至っているのです。

要するに、欧米でも、初等教育では、側頭葉（読み書き）と頭頂葉（そろばん＝計算）を鍛える教育を行っているのです。

ところが、欧米では、大学以上の高等教育では、その方針をがらっと切り替え、「前頭葉教育」にシフトします。

たとえば、アメリカの名門大学の入試では、現在の日本の医学部同様に「面接試験」が行われていますが、日本のそれと決定的に違う点は、日本では、医学部の教授が受験生の面接を行っているのに対して、アメリカのそれでは、面接の場に教授が同席すらしないことです。面接を行うのは、アドミッション・オフィス（入試オフィス）の面接官です。そして、**なるべく「教授とケンカしそうな学生」をとる**のです。

その背景には、「教授に逆らうような若者」をつくらなければ、社会は進歩しない、イノベーションは起きないという教育的な確信があり、またそれを支える社会的コンセンサスがあります。

大学教授が身につけている知識は、はっきりいって過去のものです。その過去知に異を唱えるような若者をとらなければ、高等教育の名に値しないという矜持《きょうじ》です。私にいわせれば、アメリカの大学は、荒唐無稽な若者を受け入れて育てるから「コウトウ教育」なのです。

一方、日本では、大学（高等教育）でも、初等・中等教育と同じ調子の「側頭葉・頭頂葉教育」が続きます。

明治維新以来、わが国の高等教育は、欧米にキャッチアップするための人材養成機関としての役目を務めてきました。当初はお雇い外国人、明治中期以降は夏目漱石のような留学経験者が学生の指導にあたり、欧米直輸入の知識をワクチンを打つように植え付けました。

そして、教授のいうことを正確に身につけた若者が、官界、実業界に進出していく。また、教育界に進んだ者は、師範学校や高等学校、中学校などの教師として、大学で得た知識を複製するように国民レベルにおろしていく。

それは、列強に短期間でキャッチアップするには、じつによくできた知識の伝達システムでした。その結果、半世紀足らずで、少なくとも自意識的には「一流国」の仲間入りを果たしたのです。

日本の高等教育は、今もその成功体験を受け継いでいます。わが国では、高等教育でも、「教育」とは、教授のいうことを丸暗記《まるあんき》させることであり、「学ぶ」とは教授のいうことに異論を唱えず、丸暗記することなのです。そして「学ぶは真似ぶ」という言葉が、学習法の要諦として語られる社会になりました。

そうした成功モデルは今も踏襲され、現在の高等教育機関も、簡単には異論のはさめない場になっています。

iPS細胞でノーベル賞を受賞した山中伸弥教授は、学生時代、教授のいう通りに仕事のできない人だったので、「ジャマナカ」と呼ばれていたそうです。

私自身も、東大医学部という場では、とうてい大学に残れる学生ではありませんでした。教授に従って、日々、大名行列の末尾について回る。それに象徴される体制に疑問を抱く者は、日本の大学医学部では医局に残れないのです。

いってみれば、日本の高等教育は「初等教育のハイレベル版」でしかありません。知識のレベルの違いはあっても、教え方や学び方は、子供用の教育のままなのです。教師（教授）のいうことをしっかりノートにとって覚える。そうした学生が、大学でも優等生とされます。

そういう教育を受けた人が社会人になると、どうなるか。

たとえば、テレビで、池上彰さんのような解説者の時事《じじ》解説を聞いたとします。欧米にも同じような番組があるのですが、その際、欧米の視聴者の反応は、高等教育を受けた人と受けていない人で、はっきり2つに分かれます。

欧米でも、高等教育を受けていない中学・高校卒の人は、テレビ解説を「ふむふむ」と素直に受け止める。一方、大学以上の高等教育を受けた人は、**自分の頭で考え、人のいうことに疑問を投げかける思考習慣がついている**ため、テレビ解説を聞いても

「そうとは限らないよ」というような反応を示すのです。

一方、日本では、高等教育を受けた人もそうでない人も、一様に池上さんの解説に「そうだったのか」と満足して聞き入っている。この「そうとは限らないよ」思考の弱さが、日本では、不必要な自粛に対しても、誰も異論をはさまない要因の一つになっていると、私はみています。

同調圧力を唯々諾々と受け入れて、思考停止する素地には、この国の高等教育の異様な貧しさがあるのです。

新自由主義と同調圧力

さらにいうと、私は21世紀初頭以降、この国で「新自由主義」が進行したことも、同調圧力を高めることにつながったと見ています。

国が国民に「自助」を求め、世間には「自己責任論」が溢《あふ》れる。そういう社会的空気のなかでは、人は「誰も頼れない」と思い、孤立感を深めていきます。そして、人は孤立を感じると、さらなる孤立を恐れて、同調圧力に屈する傾向が強まるのです。

そうして、**同調圧力が高まる条件がずらりとそろった社会をコロナウイルスが見舞う**と、どうなるか。

それが、現在起きている広範な「思考停止」状態です。

もともと、日本人は権威に弱く、道徳にも忠実です。それらは、むろん美徳でもあるのですが、その反面、「自分の頭では考えないで、答えを出す」という思考停止状態に陥りやすい傾向でもあります。

自分の頭で考えずに答えを出すのは、一種の「宗教行為」です。「信じる者こそ救われる」という言葉もありますが、宗教は「信念の体系」であり、答えは最初から用意されています。聖典《せいてん》の記述は、疑うべくもない真理であり、それを実験によって検証することなど、不敬以外の何物でもありません。

一方、実験によって検証し、実証するのが「科学」ですが、今の日本人は、残念ながら科学的精神が乏しくなりつつあると、私は思うのです。

たとえば、コロナ対策をめぐっても、この国では、さまざまな施策の費用対効果に関するデータを一向に集めようとしません。

そして、２０２１年は、「とにかくワクチンが普及するまで、国民全体で我慢すれば何とかなる」という「信仰」のもと、自粛を続けました。２０２２年は、ワクチンが普及した結果、その大義《たいぎ》名分《めいぶん》を使えなくなったため、**理由も目的も効果もはっきりしないまま、自粛策が続けられている**のです。

要するに、費用対効果の検証もなく、ロジックもないまま、ひたすら「前例」が踏襲されているのが、２０２２年の実相です。

たとえば、今、少なくとも2回のワクチン接種がほぼ行き渡って、国民のほぼ全員がマスクをしている状態で、〝外出系〟の自粛策を全面解除したらどうなるか？――やってみないことには、その結果は私にもわかりませんが、欧米社会では、そうした社会実験に踏み切り、出口戦略を模索しています。

しかし、日本では、そうした実験は行われません。日本の学校には、小学校から立派な実験室が備わっているのですが、ここでもあれこれと試すことは行われず、実験精神が養われているようには、私にはとても思えないのです。

長いものに巻かれながらでも、巻き返すことはできます

と、「同調圧力」をめぐって、さまざまに述べてきましたが、残念ながら、この国の同調圧力は今後も簡単には弱まらないでしょう。

この国の政治家には、欧米の政治家のように、大胆な政策変更を提案する力はありません。そこで、私は、一人ひとりの個人が、少しずつでも「自分の生き方を取り戻す」気持ちになることが大事だと思います。

その手始めとして、コロナ禍がはじまる前に、「自分がしたかったこと」を思い出してみてはいかがでしょうか。それをリストにしてみるのです。

「ピアノを習いに行きたかった」「親に孫の顔を見せたかった」「あちこちに写生に出かけたかった」——どんなことでも、かまいません。そうして、今、できることから、

一つずつトライしてみるのです。

そうして、**人生を「自粛」のなかで、これ以上、空費する**のはやめませんか。

人生、おおむね、人の意見に従うと、不幸になります。失敗したとき、自分のせいではなく、人のせいにするためです。その負の感情が人を不幸にするのです。

良識を働かせながら、自らの判断で、自分のしたいことをする——そうして、同調圧力には１００％は屈しない。同調圧力という「長いもの」に巻かれながらも、巻き返す。この時代、自分らしく生きるには、そんな覚悟が必要だと、私は思うのです。

第3章　なぜマスクをしていない人を許せないのか

「怒りは他人にとって有害であるが、
憤怒にかられている当人にとっては
もっと有害である」
（レフ・トルストイ）

他者を「許せない」人が増える理由

コロナ下、さまざまな「警察組織」が登場しました。その総称は「自粛警察」。「マスク警察」や「帰省警察」「ワクチン接種警察」などの〝部署〟に分かれているようです。

「自粛警察」という言葉自体は、2011年3月の東日本大震災の頃からあるそうで、今、確認されている最初の用例は、東日本大震災後のツイッターへの投稿だとか。その意味は、いうまでもないでしょうが、**政府などの自粛要請に応じない個人や飲食店**などを「許せない」と、私的に「取り締まる」人々や行為を指します。

「他県ナンバーのクルマを傷つける」や「マスクをしていない人を罵倒《ばとう》する」といった暴力的な事例は一時よりは減ったようですが、その「許せない精神」は今も健在です。

私の知人は、母親が亡くなった際、東京ナンバーのクルマで帰省《きせい》したところ、駐車線から5センチほどはみだしていただけで、警察に通報されたそうです。私自身、クルマで動くことが多いため、今も県境を越えたときは、冷たい視線を感じて、けっこう窮屈な思いをしています。

さて、心理学の知見では、「まじめな人ほど、ルール違反の行為に接したとき、自らの損失を省みず、攻撃的になる」傾向があることがわかっています。

そうした行動には、やはりセロトニン不足が関係しているようです。セロトニンが不足すると、感情状態のバランスが欠け、自分が正しいと思うこと（＝自分なりの正義）に反する行為を許せなくなる傾向が強まるのです。

そのため、**ふだんなら見逃しているレベルの「事犯」でも、セロトニンが不足していると、反射的に激しく注意したりしてしまう**のです。

そもそも、「日本人のセロトニン分泌量は、世界最少クラス」という研究もあるくらいですから、日本人には、何らかのきっかけでセロトニン不足が生じると、自粛警察官化する傾向があるといってもいいでしょう。

とりわけ、コロナ下では、ステイホームが要求されてきたため、第1章で述べたように、日光を浴びる時間が短くなり、セロトニンが不足しがちです。その結果、ふだんは隠れている〝自粛警察性〟が現れやすくなったとも思えます。

偏《かたよ》った正義感と「相手を論破したい」願望

では、どのような人が「自粛警察官」になりやすいのでしょうか。

一つには、心理学でいうところの「権威《けんい》主義的パーソナリティ」タイプがあります。このタイプは、権威者や権力者の意見を無批判に受け入れ、かつ思考が硬直化《こうちょくか》しやすいパーソナリティ（性格）の持ち主です。

昨今では、その典型例として、アメリカのトランプ派の過激グループがあげられるでしょう。彼らは、トランプ氏や陰謀《いんぼう》論者のいうことを鵜呑《うの》みにして、その反対者（おおむね外国人などの少数派）をヘイト（憎悪《ぞうお》）し、排斥を唱え、攻撃します。日本でも、自粛警察官になる人には、トランプ過激派ほどには暴力的ではないにしても、このタイプの人が多いようです。

とりわけ、コロナ下のような準危機の時代にあっては、誰しも少なからず欲求不満を抱えています。そんなタイミングで、手頃な「正義」を与えられると、それをふりかざして、攻撃行動に出やすくなるのです。

そういう偏った正義感をもちやすい人には、次のような特徴があります。

・自分の意見を正しいと思い込む――正論好きで、人の話に耳を傾けないタイプです。

・頭が固い――要するに、頑固者です。

・規則破りに厳しい――だから、駐車線を5センチはみだしただけで「許せない」と反応します。

そうして、「自粛要請に従わないのはおかしい」「マスクをしないのはおかしい」「この時期に営業するのはおかしい」といった〝正義感〟から、「許せない」と他者を攻撃しはじめるのです。

人を「攻撃する」のは、一種の麻薬中毒《まやくちゅうどく》症状

他者を「許せない」と攻撃する人は、ご想像の通り、**普通の人以上に欲求不満をため込んでいる人**です。「仕事がうまくいかない」「夫婦仲がうまくいかない」「人生がつまらない」といった個人的事情からの鬱憤《うつぷん》をため込んでいる人が多いことは、容易に想像がつきます。「自分は損をしている」という被害者意識を抱いている人も多いことでしょう。少なくとも、上機嫌では生きていない人たちです。

そうした欲求不満を抱え込んだ人にとって、コロナ下、「正義」を与えられると、欲求不満を吐き出す好機になります。他者への攻撃を正当化できるからです。SNSの炎上事例に関する調査で、批判的なコメントを書き込んだ人たちに「なぜ書き込んだか」と尋ねると、60〜70%の人が、「許せなかったから」「失望したから」と答えたといいます。「書き込む」のも「炎上させる」のも彼らなりの〝正義感〟に基づいた

行動なのです。

脳科学的に見ると、自分なりの「正義」でも、それに基づいて行動するときは、脳内で快楽系の神経伝達物質ドーパミンが放出されています。

たとえば、攻撃対象を見つけて、自分なりの正義に基づいて、ＳＮＳを使って匿名《とくめい》で暴言を吐く。すると、脳内で、ドーパミンが放出されて、しばしの快感に浸ることができるのです。「正義」はときに社会に対して劇薬になりますが、それは個人の「脳」に対しても同じことなのです。

そうして、一度ドーパミンの味を知ると、それは薬物依存と似た症状ですから、簡単には抜け出せなくなります。「正義の味方」になることで、脳は快感を覚え、それがやみつきになります。「許せない」と暴言や攻撃を繰り返しては、快感を得ようとします。

そうしたメカニズムを脳科学者の中野信子さんは「正義中毒」と呼んでいますが、私は、以下「正義依存症」と名づけて、話を進めたいと思います。

私は以下の5つのうち、3つ以上当てはまる人は、「正義依存症」の予備軍といっていいと思います。

□会話中、相手の間違いを指摘したくなる。
□ＳＮＳで、人を攻撃したことがある。
□マナー違反、ルール違反をしている人がいると気になる。
□マナー違反、ルール違反をしている人を注意したことがある。
□人に何か注意するのは、当然のことと思う。

行き過ぎた自粛警察行動に出ることは、当人にとっても社会にとっても、喜ぶべきことではありません。3つ以上の自覚症状がある人は、**自粛警察官の「警棒《けいぼう》」ともいえるＳＮＳを少し遠ざけたほうがいい**でしょう。

「拡大自殺」が起きてしまう今の社会構造

とりわけ、今の日本では、長引く自粛生活が人間関係を断ち切り、孤立を生み出しています。そして、人は「誰も、自分の話を聞いてくれない」と思ったとき、「社会全体が敵」という錯覚に陥ります。それは、最悪の場合、「拡大自殺」の動機にもなります。

横溝正史《よこみぞせいし》の長編小説『八《や》つ墓村《はかむら》』のモデルとなった「津山事件」（津山三十人殺し）は、日本史上最大級の拡大自殺事件といえるでしょう。ご存じの方も多いと思いますが、結核《けっかく》を患い、徴兵《ちょうへい》検査に落ち、村人から忌避《きひ》されて、すべてに「絶望」した青年が、昭和13年の深夜、散弾銃《さんだんじゅう》や日本刀で村人30人を殺害した事件です。犯行後、青年は山中で自ら命を絶ち、翌日、遺体で発見されました。

犯人は3通の遺書を残し、その1通には「病に苦しむ自分を冷遇し、虐待した村人に復讐する」という意味のことが書かれていた——と伝わります。

自殺願望を抱く人の多くは、自らを責める「自責的《じせきてき》」傾向が強いのですが、この犯人を含めて、拡大自殺者には「他責的」傾向の強い人が多いようです。自らが困窮《こんきゅう》し、孤立したのは、**すべて人のせい、社会のせいという認知**です。そうして、救いのない絶望感から、他者への負の感情を増幅させ、破壊的自殺に踏み切るのです。

現代でも、２０２１年から22年にかけて、「拡大自殺」が頻発しました。大阪・北新地のクリニック放火事件では、26人もの方が亡くなっています。

映画『スター・ウォーズ』のなかで、ヨーダは次のようにいっています。

「恐れは暗黒面につながる。恐れは怒りに、怒りは憎しみに、憎しみは苦痛に変わる」

さすがはジェダイの統帥、卓見だと思います。人間は、かくしてダークサイドに落ちていくのです。

ヨーダの言葉のうち、「恐れ」という言葉は「不安」に置き換えてもいいでしょう。「孤立への不安」「将来への不安」など、いろいろな不安が、形を変えて、怒りや憎しみ、苦痛となって現れるのです。

むろん、そうした負の感情の背景には「自己愛が満たされていない」ことがあります。自己愛が満たされないと、欲求不満がつのり、他者を「許せない」という気持ちが強まります。他者の承認を求めるのは、人の性《さが》です。誰からも認められず、心に洞《うろ》を抱えると、人は攻撃的になっていくのです。

省みると、昔は、いろいろな自己愛の満たし方があったものです。ことに昭和時代は、自己愛の満たし方に関しても、まさしく昭和的で、たとえばクルマをめぐっては、こんな話がありました。

１０００ccのクルマが主流だった時代に、１２００ccのクルマが売り出され、「隣りのクルマが小さく見えま～す」というＣＭが大ウケしたのです。１２００ccのクルマに乗る人が、１０００ccのクルマに乗る人に対して、優越感を抱く。「自己愛」は、そんな下世話な方法でも満たされるのです。

一方、令和になってから流行中の自己愛の満たし方に、「論破する」という方法があるようです。かつての大人社会では、**人を「論破する」のは相手を怒らせるだけで**

建設的でないという考え方から、避けるべき行為というのが、常識でした。しかし、現在の互いに顔の見えないＳＮＳ時代では、一つのコミュニケーション手法、あるいは娯楽として確立しはじめているようです。

おおむね、偏った正義感を抱くと、コミュニケーション力が衰えます。いたずらに声が大きくなって、言葉が硬くなり、トゲが生えます。話せば話すほど、対話を深めるのではなく、対立を深めてしまうのです。「論破」をよしとする風潮も、そんなところから生じているのかもしれません。

脳内の「ブレーキとアクセル」について知っておきましょう

では、他者を「許せなくなる」ような負の感情は、どのように制御すればいいのか。まずは、「負の感情」、具体的には「怒り」がどのようにして生まれてくるのか、そこからお話ししましょう。

人間の感情は、大脳皮質（前頭葉など）と、脳の深いところにある大脳辺縁系《へんえんけい》（古脳）の相互作用から生じます。

たとえば、「マスクをしていない人が、大声で話している」姿を見かけると、辺縁系がすばやく、かつ単純に反応して、イラッときます。ときには、頭に血がのぼり、文句の一言もいいたくなるでしょう。それも、辺縁系の反応です。辺縁系は、瞬間的に交感神経を興奮させ、直情的な怒りといった原始的感情を生み出すのです。

その辺縁系のなかでも、感情に関しては、「扁桃体《へんとうたい》」という部位が主役をつとめています。扁桃体は、目や耳から情報が入ってくると、それが「生存」に関わるかどうかを瞬時に判断します。たとえば人が「ヘビだ！」と気づくと、０・０４秒後には、扁桃体が興奮すると報告されています。そして、人は恐怖を覚え、とっさに飛びのくことになるのです。

というように、扁桃体の反応は、とにかくスピード優先です。一方、それにブレーキをかけるのが、大脳皮質です。そのアクセルとブレーキの関係は、「怒り」をめぐって、最もわかりやすく現れます。

たとえば、先ほど述べたような、マスクをしていない人に対しても、大脳皮質はゆっくりと反応します。扁桃体の働きによって、瞬間的にはカッときても、その後すぐに大脳皮質が「文句をいうと、あとあと厄介ではないか」のように考えて、衝動的反応にストップをかけるのです。

要するに、**辺縁系は感情のアクセル役、大脳皮質は感情のブレーキ役**といえます。人間の感情状態は、この2つの遅速の決定システムによって決まってくるのです。

これは、怒り以外の感情の場合でも同様で、たとえば、おいしそうなものを目にしたとき、辺縁系の「早いシステム」は「わっ、食べたい！」と反応します。しかし、その後、大脳皮質が遅れて反応し、「食べると太るから、やめておこう」というようにブレーキをかけるという具合です。

しかし、ストレスが過剰にかかっている場合は、大脳皮質の冷静な反応が、辺縁系の直情的反応に負けやすくなります。あなたも、疲れているとき、つい人に当たってしまったことはないでしょうか。それは、疲労から、大脳皮質が辺縁系をおさえ込められなかったときに起きる現象です。

頭にきたときは（人前を避けて）マスクを外そう

では、そうした感情をどうコントロールするか。その制御法を紹介していきましょう。

とにかく、「怒り」という感情は、さまざまな感情のなかでも要注意です。それは、怒りが往々にして「攻撃行動を伴う」からです。「カッときて、暴力を振るい、社会的地位を失った」「カチンときて、余計なことを口にして、人間関係をおかしくした」といった事態を招きかねない、要注意の感情です。

私個人にとっても、「怒り」を制御することは、若い頃は切実な問題でした。自分自身が「怒りっぽい」ことを自覚していたので、「怒り」とどう付き合うかは、個人的にも重要な課題だったのです。

精神医学の知見からいっても、私の個人的経験からいっても、「怒り」をコントロールするには、**「少しずつ発散する」のがベスト**です。

ただし、「怒り」の厄介なところは、相手かまわず、所かまわず発散するわけにいかないことです。怒りのままに、人に八つ当たりすると、人間関係にたちまちひびが入ってしまいます。

そこで、「怒り」は、人に当たること以外の方法で、小出しに発散するのが、現実的な制御法になります。コロナ下、どうすれば、怒りを含めた負の感情を制御できるか、そのノウハウをいくつか紹介してみましょう。

1 カッときたときは、とりあえずマスクを外してみる

感情が高まっているときは、おおむね呼吸が浅くなり、脳が酸素不足の状態に陥っています。すると、怒りのブレーキ役である大脳皮質が、酸素不足からうまく機能せず、アクセル役の扁桃体ばかりが働いて、怒りがエスカレートします。

そこで、カッときたときには、人前を離れて、マスクを外して深呼吸するといいで

しょう。そうして、大脳皮質に新鮮な酸素を送り込むのです。

そうすれば、やがて大脳皮質が働き出して、怒りをコントロールする理由付けが行われ、感情がおさまりはじめるはずです。

2 コロナ下でも「○○すべき」とは考えない

自粛警察官の例からもわかるように、「偏った正義感」は怒りの温床です。「大勢で会食をしている奴がいる」「大規模イベントに参加した奴がいる」——そんな理由を見つけては、「けしからん」と一日中、神経をたかぶらせ、イライラし、怒っているという状態にもなりかねません。

偏った正義感は、おおむね「○○すべき」という考え方が生み出します。だから、なるべく「○○すべき」とは考えないようにしましょう。

とくに、新型コロナは、まだまだわからないことが多いウイルスであり、その対策は矛盾したり、後手に回ったりしがちです。人々の行動も首尾一貫しないものになりがちです。それをいちいち批判していては、**コロナウイルスに呼吸器をおかされる前に、脳が変調を来す**ことになってしまいます。

3 怒りを消すために、体を動かす

「許せない」ことがあり、時間がたっても、怒りが消えないときには、「散歩」に出るといいでしょう。歩くことは、最も手頃で安上がりな気分転換法です。歩くと足を使うため血流がよくなり、脳内にリラックス効果をもたらすα波が現れます。

新型コロナの影響で外に出にくい人は、室内でスクワットしたり、腹筋運動をしたりしてもいいでしょう。とにかく、「許せない」という怒りには、体を動かしてみることです。

4 「許せない」と思ったときは、とにかくその場を離れる

アメリカ第3代大統領のトーマス・ジェファーソンは、「腹が立ったら10数えよ。

それでもおさまらないなら１００数えよ」といったそうです。実際には、人前で１００まで数えるのは難しいでしょうから、頭にきたときは、とりあえず手洗いにでも行って、その場を離れてみることです。

まずは、怒りの場を離れて、大脳皮質が辺縁系をおさえてくれるまでの時間を稼ぐのです。トイレに行って、手を洗い、うがいをし、歯を磨く。そうして**時間を稼げば、大脳皮質が「まあまあ、落ち着いて」という指示を出してくれる**はずです。

第4章 イライラしたらマスクを外そう

「心を開いてイエスっていってごらん。
すべてを肯定してみると、
答えが見つかるもんだよ」
(ジョン・レノン)

感情に支配されないために覚えておきたい「３Ｓ」

本章からは、コロナ禍の時代、どうすれば、自分の「脳」と「体」を守ることができるのか、その具体策について述べていきたいと思います。

そのうち、脳は「感情面」と「思考面」の両面を司っているので、まずは本章で「感情面」、次章で「思考面」に関する脳の守り方について、お話しします。

感情面に関して、まず指摘しておきたいのは、大切なのは「感情を消す」ことではなく、「感情をコントロールする」ことだということです。人間は「感情」を消すことはできません。その感情に支配されないことが大切なのです。

コロナ下にあっては、この感情をコントロールする技術が、いよいよ重要になっています。この時代、**ストレスを解消するのが、平時よりも格段に難しい**からです。

私は、ストレス解消には「３Ｓ」が大事だと思っています。スピーチ（会話）、スマイル（笑い）、スポーツの３Ｓです。しかし、コロナ下の不必要な自粛によって、私たちはこの３Ｓをすべて奪われています。

なるべく「人と会うことを避けよ」というのですから、十分なスピーチ（会話）はできません。

会話がなければ、スマイル（笑い）は生まれません。自分が笑えばむろんストレス解消になり、人の笑顔を見ることもまた、ストレス解消になります。しかし、誰もがマスクをつけている時代、たとえ楽しく会話していても、相手の笑顔を十分に見ることはできません。

そして、スポーツ。親しんできたスポーツができなくなった人、日常の楽しみだったスポーツジムに通えなくなった人、好きなスポーツ観戦に出かけられなくなった人は、数千万人単位にのぼることでしょう。

そうして、３Ｓをすべて失い、ストレス解消ができなくなると、感情の制御が難しくなります。すると、人間関係が悪化し、人から敬遠《けいえん》されるようになります。孤立化が進めば、プライベートはつまらないものになり、仕事でもいい結果が出るはずはありません。

そうして、欲求不満がたまり、感情の状態がますます悪くなると、やがて「適応《てきおう》障害《しょうがい》」という病名がつく状態に至ります。

「適応障害」は、ある環境下で、強いストレスがかかり続けると、その環境への適応力が限界を超えて、心身のバランスを崩す状態を指します。強いストレスによって生じるうつ傾向や不安から、通常の生活ができなくなる状態です。

一般に、この障害は、環境変化に伴って起きることが多く、就職、転職、結婚後などに発症するケースが目立ちます。

環境が変わると、**最初のうちは新しい環境に適応しようと頑張るものの、しだいに心身に疲れがたまり、発症に至る**のです。新型コロナで、世の中が一変したことも、むろんこの環境変化に当てはまります。

そして、通常は環境が変わっても、人は適度に気晴らしをしながら、その環境に適応していくのですが、コロナ下では、その気晴らしがままなりません。気晴らしがうまくいかないため、ストレスをため込んで、適応障害へ発展するというリスクが高まるのです。

その初期症状は、むしょうにイライラしたり、不安や絶望感を覚えたりして、仕事や勉強が思うようにできなくなること。さらに、出社拒否、不登校、引きこもり、対人トラブルなどを引き起こすことになりがちです。

イライラしやすい人は肉を食べよう

新型コロナの影響で、自粛生活が続いたり、経済的な困難があったりすると、誰しもイライラがつのります。この項からは、ストレスがたまり、「イライラする」ときの対処法を紹介していきましょう。

医学的にいうと、イライラしているのは、自律神経系の交感神経が優勢な状態といえます。

交感神経が活発に働くと、血圧や心拍数が上がり、呼吸数が増えます。一方、副交感神経の働きが鈍って、精神的にリラックスできなくなります。消化器系の機能が落ちるため、食べ物をおいしく感じられなくなり、なかなか眠れなくもなります。そうしたことが重なって、さらにイライラするという悪循環を招きがちです。

そうしたイライラを防ぐには、まずは食べ物から「セロトニン」を補給することです。これまで述べてきたように、セロトニンは脳内の神経伝達物質であり、これが不足すると、ちょっとしたことでイライラしやすくなります。

その量を増やすには、日の光を浴びるほかに、原料となる食べ物を摂取するのが有効な策です。セロトニンの原料はトリプトファンというアミノ酸なので、アミノ酸を含む食べ物、具体的には、肉類を食べるのがいちばんです。

そもそも、栄養不足は、それ自体がイライラを招く原因になります。たとえば、**朝食抜きの生活を続けると、血中ぶどう糖濃度が低下し、メンタル面が不安定になりがち**です。栄養不足は、さまざまな理由から、イライラの原因になるのです。

また、イライラを防ぐには、睡眠を十分にとることも重要です。ふだんは温厚な人でも、睡眠不足が続くと、イライラしはじめるのは、経験的にご存じのことでしょう。

睡眠欲求が満たされないと、人は神経過敏となり、ふだんは気にならないようなことにも、イライラしはじめるのです。

ただし、睡眠に関しては個人差が大きく、「6時間眠れば十分」という人もいれば、「8時間は必要」という人もいます。私の場合は、夜6時間寝て、1時間昼寝するという睡眠法が最適のようです。

コロナ下、生活が不規則になりがちですが、自分に合った睡眠時間を守って、脳の疲れをしっかりとりたいものです。

妥協の効能　機嫌よく暮らせればそれでいい

先に、自粛によって「3S」を奪われたことが、イライラの原因になっているとお話ししましたが、私はイライラとさよならするには、「3S」の代わりとなる楽しみを見つけることも必要だと思います。

とにかく、コロナ時代には、「一つのことに執着しない」ことが大切なのです。不確実性が高く、何かと制限の多い時代です。「〇〇でなければダメだ」と考えると、本当に何もできなくなってしまいます。そこで、「楽しみにしていたスポーツジムに通えなくなった」から「もう、どこにも行かない」ではなく、「近くの里山にでも登ってみようか」と、今できることに計画を変更するのです。

私は、コロナ時代は「プランBの時代」だと思います。**「プランAがダメなら、プランBがあるさ」と、選択の幅を広げておく**と、心の余裕が広がります。そして、楽しみとなる予定が入っていれば、人間、機嫌よく暮らせるものです。

部下には嫌われて当たり前　ウィズコロナの新しい対人観

話は変わりますが、私は、新型コロナがはじまり、自粛要請が強化された頃、「これで自殺者の数が１万人は増えるかもしれない」と危惧しました。

自殺者の数は、１９９８年から２０１１年までは３万人を超えていましたが、それ以降、政府が自殺対策を行い、経済がそれなりに安定していたこともあって、その数は減り続けてきました。それが、かつての3万人台にまで戻るのではないか、と懸念したのです。

しかし、その後、コロナ禍がはじまった2020年（2万1081人）は、2019年に比べて912人の微増にとどまり、また2021年は2020年に比べて74人の減少となりました。

私は、不幸中の幸いにして、自殺者数が急増しなかった理由を考えてきたのですが、近頃、「テレワークが進み、出社日数が減ったことと関係しているのではないか」という仮説に思い至りました。

職場で、上司らと顔を合わせる機会が減って、人間関係に苦しむ人が少なくなり、そのことが自殺増に歯止めをかけたのではないかという仮説です。データにもよりますが、おおむねストレスの原因の7割は、「人間関係の悩み」だからです。

イライラや怒りといった負の感情の多くも、そうした人間関係由来のストレスから生じます。

なかでも、人間関係で悩みがちなのは「人の気持ちを考え過ぎる人」です。おおむね、このタイプは、やさしくて控えめな人たちです。人の気持ちを慮《おもんぱか》り、自分の気持ちをおさえます。

すると、内面ではどうなるか――**欲求不満をため込み、内心では、いつもイライラしている**ことが多くなるのです。

人は、自分の自然な感情に従って行動していれば、そうそう不機嫌《ふきげん》になることはありません。人の気持ちやその場の空気に従い、忖度《そんたく》して「いい人を演じる」から、不機嫌になるのです。

そもそも、人の気持ちを考え過ぎる人は、「仲間はずれになりたくない」「嫌われたくない」という対人不安が人一倍強い人たちです。そのような不安から、周囲に嫌われないよう、気を配り、多数派の人たちの意見や行動に従いがちになります。そうして、精神的に疲れ果て、イライラがつのるのです。

また、「私は、いつも身勝手な人に振り回されてばかり」という自己嫌悪から、感情状態が悪化する人もいます。

とりわけ、このタイプは、上司に振り回され、上司が最大のストレス源になりがちです。どんなに控えめな人にも、「自分のことは自分で決めたい」という自律欲求があります。ところが、仕事では、自分の意に反することでも、上司の命令なら従わざるをえません。そこに、欲求不満が生じるのです。

だから、「上司と部下の相性が合わない」ことは、人間心理からいって、必然といえます。「上司とは合わなくて当たり前」と割り切ったほうが、ストレスは少なくなり、結果的に上司との関係もうまくいくでしょう。

一方、自分が上司になったときは、**「部下からは嫌われて当たり前」と割り切るといい**と思います。お互い、最初からそう割り切っておけば、イライラする回数はぐんと減るはずです。

感情も一種の感染症　イライラを消し去る4つのコツ

では、ここで、人間関係に起因するイライラを回避するコツを、いくつか紹介しておきましょう。

1 人のマイナス感情には付き合わない

「感情」も一種の感染症です。なかでも、最も感染力が強いのは〝ネガティブ株〟、つまり負の感情です。たとえば、こちらが相手を嫌えば、相手もこちらを嫌いになります。相手が不機嫌なら、その気持ちが影響して、当方も不機嫌になるという具合です。

だから、不機嫌になりたくなければ、不機嫌な人には、なるべく近づかないことです。怒りっぽい人、イライラしている人、愚痴《ぐち》の多い人などは、敬《けい》して遠ざけるのがいちばん。こちらの感情を良好な状態に保つために必要な回避行動です。

そうもいかないときは、マイナス感情の持ち主との会話はなるべく短く切り上げましょう。コロナと同様、マイナス感情との〝濃厚接触《のうこうせっしょく》〟は禁物なのです。

2 相手に過度の期待をしない

人間関係に１００点満点はありません。60点で十分、80点なら万々歳くらいのつもりで付き合うと、イライラが少なくなります。

たとえば、人を集まりに誘ったとき、来てくれない人もいるでしょう。そんなとき、「失礼な人だ」と不愉快に思うのは、相手に対して過度に期待をしているから。

こんな時代です。相手にも事情があるのですから、「来てくれる人は来てくれるし、来てくれない人は来てくれない」くらいに考えると、たとえ相手が現れなくても、失望からイライラすることはありません。

3「この人は、こういう人」と割り切る

困った人（怒りっぽい人、自分勝手な人、空気が読めない人など）と付き合わざるをえないときは、「この人は、こういう人」と割り切って付き合うしかないでしょう。

「困った人」に対しても、人間関係を築けるのが大人というもの。そうしたタイプは、

「気の毒な人たち」ととらえると、イライラすることもなくなるはずです。

4「ネガポジ変換」で、イライラをコントロールする

対人関係でイライラするとき、あなたの視線は、おおむね相手の短所に向かっているはずです。しかし、何事にも両面があります。とりわけ、人の短所には長所と見られることが多いものです。

たとえば、「融通《ゆうずう》がきかない人」は「誠実で、約束を守る人」と見ることもできるでしょう。あるいは、「おしゃべりで、うるさい人」は「話し好きで、話題が豊富な人」のはずです。物事には、何事もプラスとマイナスがあります。そのプラス面に目を向けるのです。

とにかく、人と付き合うときは、**自分の心の平安を保つためにも、相手の欠点をあげつらわない**ことが大事。頭のなかで、相手の短所を長所に言い換えると、イライラは薄れていくはずです。

「コロナ不安」に襲われたら、日記を書いてみよう

この項からは「不安」という負の感情についてお話ししましょう。

この時代、失業しそうだったり、経済的な困難があったりして、何かと「不安」になることも多いでしょう。どうすれば、そうした不安を消すことができるのか――私がまずおすすめしたいのは、「メタ認知」を働かせてみることです。

「メタ」は「高次の」という意味の接頭語で、「メタ認知」は、自分の思考や感情の状態などを高い次元から客観視して、自分の認知が歪《ゆが》んでいないかを確認することを意味します。そうした客観的な認知のことを心理学では「メタ認知」と呼びます。

たとえば、あなたが今、すごく怒っているとします。そんなとき、**「ああ、オレは今、すごく怒っているな」と、頭のどこかで感じていたら、それがメタ認知**です。むろん、そうした「メタ認知がよく働く人」は、自分の考えや感情の状態を客観的に見て、うまく制御することができます。

近年、わが国でも再評価されているアルフレッド・アドラーは、「劣等感」の研究

でも有名なオーストリアの心理学者でした。彼自身、子供の頃から劣等感に苛《さいな》まれていたのですが、「劣等感とは何か」と研究を進めるうち、自らの劣等感は消えていたそうです。

これは、劣等感という感情についてよく考えるうち、自分の劣等感に対して自然にメタ認知が働き、それによって、マイナス感情が消えた一例でしょう。

私は、このメタ認知を働かせることは、不安対策以外でも、人が生きていくうえで、不可欠の態度だと思っています。自分の能力や性格をリアルに把握する能力もまた、メタ認知といえます。たとえば、

「私は、いろいろな知識は豊富なほうだが、実務能力は高くない」

「自分はルーティンワークはまじめにできるけれど、応用問題には弱い」

といったことを自分でも把握していれば、人生はずいぶん生きやすくなるものです。自分に欠けている知識やスキルを把握していれば、どんなトレーニングをすればいいか、あるいはどんな人に助けてもらえばいいかが、すぐにわかるからです。

こうしたメタ認知的な知識は、先天的な能力ではなく、人生のなかで意識的に使うことで、しだいに身についてくる後天的なタイプの能力です。

そこで、この働きを高めるためには、ときどきは自らを振り返って考える癖をつけるといいでしょう。そのためには、日記をつけるのは、かなり有力な手段です。

私の臨床経験からいっても、日記をつける習慣のある人は、おおむねメタ認知にすぐれているようです。自分の行動や考えたことを文章化することで、客観視する作業を日々行っているからでしょう。

「どうやら、自分はメタ認知が弱そうだ」と感じる人は、まずは日記帳を買うところから、はじめてみてはいかがですか。

コロナにかかったらどうしよう、は考えても仕方がない

この時代、「クビになったら、どうしよう?」「コロナにかかったら、どうしよう?」と、不安になることが多いと思います。

心理学では、そうした不安の多くは「認知の歪み」から生じると考えます。「認知の歪み」とは、ものの見方や考え方（＝認知）の偏りのことです。

たとえば、人にメールを打って返事が来ないだけで、「嫌われているのではないか」と不安になり、仕事や家事が手につかなくなる――そんな認知の歪みが生じると、不安が高じ、対人不安、不安障害、パニック障害などに高じていきがちです。

不安は、おおむね**情報不足のときに脳が生み出す幻影**といえます。「幽霊の正体見たり、枯れ尾花」という言葉もありますが、情報不足のなかでは、考えれば考えるほど、不安はふくれあがります。

とりわけ、日本人には「予期不安」が強い傾向があります。予期不安は、簡単にいうと「〇〇にならないか、心配」という不安。たとえば、何かよくない出来事を一度経験すると、「また起きるのではないか」という幻影を抱いて、深刻な不安を訴えるケースなどがあります。

そんな不安に襲われたとき、「情報不足のときに、考えるだけ無駄」や「考えてもどうにもならないことを考えても無駄」などと、メタ認知を働かせることができるようになると、不安は消えていきます。

マスクが不安を増幅させている

では、不安を消すには、どうすればいいか。この項では、2つの具体的なテクニックを紹介しておきます。

1　不安なときは（人前を離れて）マスクを外してみる

まず、即効性のあるテクニックは、マスクを外してみることです。今、人前でマスクを外すと、別の不安が生じかねませんから、人のいない場所を探して、マスクを外し、第一の**「マスク禍」といえる酸欠を解消するため、深呼吸してみる**のです。

脳科学的にいうと、「不安」なときも、脳内の神経伝達物質量が不足気味のことが多いのです。マスクを外して、脳に新鮮な空気をたっぷり送り込むと、神経伝達物質の量が適量に回復し、その結果、認知の状態が改善し、不安は消えていきます。

そうした神経伝達物質の量を増やすため、即効性の高い方法が、深呼吸することなのです。深く呼吸し、酸素をたっぷり脳に行き渡らせると、神経伝達物質の量が増え、脳内の神経細胞間の情報伝達が円滑になります。すると、脳は適度に興奮し、前向きな気分になり、不安は消えていくというわけです。

2　コロナ時代でも、愚痴をいえる場所を確保しておく

地方に行くと、商店は一軒だけというような集落《しゅうらく》があって、おおむねそういう店舗は、話し好きで元気な女性が切り盛りし、近所の主婦のたまり場のようになっているものです。とくに用事がないときでも、三三五五集まってきては四方山話《よもやまばなし》をしているのです。

そういう店は、集落の主婦にとって、「居酒屋」の役割を果たしているといってもいいでしょう。彼女たちは、日々のストレスを解消できるような場に恵まれていませ

ん。そこで、商店に集まっては雑談して、日頃の愚痴をもらし合う。そうして、ストレスを小出しに吐き出して、元気を取り戻しているのです。

人は、生きている限り、ストレスを感じます。呼吸するように、ストレスを吸い込んでいるといってもいい。だから、やはり呼吸するように、ストレスを吐き出すことが必要なのです。

たとえ、この時代、人と会うことが制限されても、ストレス（愚痴）を吐き出せる場は必要です。私は、コロナ下でも、ときどきは**気の置けない知人・友人と居酒屋で飲むなど、ざっくばらんに話せる機会を設ける**ことは、脳と体を守るため、欠かせないことだと思っています。

「負け惜しみ」にも、利用価値がある

もう一つ、コントロールが難しい感情について述べておきます。「嫉妬《しっと》」です。

私は、精神分析のなかでも、コフート学派について、おもに勉強してきました。現

代アメリカの精神分析学に最も大きな影響を与えた精神科医ハインツ・コフートは、「マイナスの感情は、自己愛が満たされないときに生じる」と語っています。

要するに、自己愛が満たされていない人は、現実のなかで問題に直面すると、負の感情を抱きやすい傾向があるのです。

「嫉妬」という人間ならではの感情もまた、おおむね自己愛が満たされていないときに生じます。

ウィリアム・シェイクスピアの四大悲劇の一つ『オセロ』は、「嫉妬」をテーマにした戯曲ですが、その劇中、「嫉妬は、自分で生まれて自分で育つ化け物でございます」というセリフが登場します。この「自分で生まれ、自分で育つ」とは、「自己愛が満たされないとき、自動的に生じる」という意味に理解していいでしょう。そうして、名将オセロは嫉妬に身を焦がして、わが身を滅ぼしていきます。

身を滅ぼすとまではいかないとしても、嫉妬にかられると、みっともない行動や発言などで、人から低く見られたり、人間関係を危うくしがちです。嫉妬は、消えにくい怒りや憎悪にもつながる取り扱い注意の感情です。

その嫉妬感情は、往々にして、自分と人を比較することによって生まれます。

イギリスの哲学者のフランシス・ベーコンは、次のような言葉を残しています。

「嫉妬はつねに他人との比較においてであり、比較のないところには嫉妬はない」

——現代の精神分析の目から見ても、まさしく、その通りなのです。

人間が社会的動物である以上、自分と他者を引き比べるのは、ある程度は仕方のないことでしょう。比べなければ、問題点を発見できませんし、進歩もできません。

しかし、その比べ方が問題なのです。比較することで、コンプレックスの虜《とりこ》になって心の平穏を乱したり、逆に人間関係に摩擦《まさつ》を生むほどの優越感を覚えたりすることが問題なのです。

そもそも、「日本人ほど、比較好きな国民はいない」といわれます。東京と大阪を比べたり、早稲田と慶應《けいおう》を比べ合う。それは、同質社会の裏返しといえるでしょう。似ているからこそ、小さな差異が気になるのです。

では、どうすれば、下手に比べて人を嫉妬しないですむのか。

私は、「比較を避ける」のではなく、逆に「徹底的に比較する」ことによって、この感情を断ち切れると思います。

一つの視点で「勝った負けた」というのではなく、いろいろな点、面、軸で、自分と気になる相手を徹底比較してみるのです。そうして、**「この点では負けていても、この面では勝っている」ということがわかれば、嫉妬感情は消えていく**でしょう。

その徹底比較は、研究論文を書くわけではないのですから、純粋に客観的である必要はありません。私は、「負け惜しみ感情」を有効利用してもいいと思います。

とりあえず、「自分のほうが上」と思える点を恣意《しい》的《てき》に発見するのです。たとえば、相手が金持ちであることに嫉妬感情を抱いている場合には、「あんな仕事のできない奴を嫉妬しても仕方がない」「あんな人望のない奴を嫉妬しても仕方がない」というように考えるのです。そうして、自分が上、相手が下と思えれば、嫉妬感情はおさまります。

そもそも、人間は、なかなか素直に「負け」を認めることができない生き物です。たとえば、自分より出世が早い相手に対して、能力的な「負け」を認めるのは難しいために「あいつは運がいいだけ」「あいつは口が達者なだけ」などという負け惜しみが胸に浮かびがちです。

私は、それでいいと思います。

自己愛を満たすいちばんの方法は、心理的に、自分が相手よりも上の立場になることです。嫉妬感情を消すため、自己愛を満たすためには、負け惜しみも有効利用できるのです。

30分早起きして、散歩するだけで

もう一つ、自粛生活がもたらす心理的な副作用を指摘しておきましょう。「やる気を奪う」ことです。今のような状況では、頑張っても、うまくいかないことが多いと思います。すると、やがて「もういいや」「やめた、やめた」ということになりがちです。また、自粛生活のなかでは、体も脳も活性が落ちやすいので、そもそもやる気が湧いてこない人も多いでしょう。

そこで、この章の最後に「モチベーション」の問題について、触れておきます。この時代、**いかに前向きに生きるか**は、ひじょうに重要な課題です。まずは、「やる気」に対して、脳科学的にアプローチしてみましょう。

人間のやる気には、ノルアドレナリンという神経伝達物質が深く関わっています。この物質が適度に分泌されると、やる気や集中力、活動性、積極性などが高まります。ただし、過剰に分泌されると、攻撃性につながります。歴史上「英雄」と呼ばれる人たちには、ノルアドレナリン過剰分泌型の人が多かったように思えます。過剰気味のノルアドレナリンの影響で、つねにやる気に満ちていて、攻撃性が高い。しかも、強い――というタイプがときおり出現しては、歴史を動かし、あるいはかき回してきたわけです。

というような突出したタイプはさておき、私たち一般人は、ノルアドレナリンを適度に分泌させて、やる気と集中力を生み出しながらも、過剰には分泌させないことが必要になります。

そのためには、1日のなかで、緊張（集中）する時間とリラックスする時間を分けるのがいちばんです。たとえばテレワークするにしても、オンとオフをはっきり分けて、毎日、決まった時間帯に仕事をし、それ以外の時間はリラックスして過ごすというように、暮らしにめりはりをつけるのです。そうすればノルアドレナリンの恩恵だけを享受しやすくなります。

次いで、ドーパミンも「やる気」と深く関係する物質です。

ドーパミンは、適度に興奮したときや、ほどよいプレッシャーを感じたときに分泌されます。つまりは、**ルーティーンを外れると出やすくなる物質**なので、週に一度くらいは、ドキドキわくわくするようなことに取り組むといいでしょう。

そのためには「初めてのことをやってみる」ことです。毎日ルーティーン・ワークをこなしていると、ドキドキ感が失われ、ドーパミン量が減ってモチベーションが低下していきます。そこで、「初めてのこと」にトライしてみるのです。

それは、ほんのささいなことで、かまいません。30分早起きをして、家の周りを散歩してみる。昼間、入ったことのない店でランチを食べてみる。読んだことのない作家の本を読んでみる。そんな小さなチャレンジがドーパミンを誘い出して、やる気を維持したり、取り戻したりするきっかけになります。

「すぐやる」と脳が喜ぶ

次いで、「やる気」に対して、心理学的にアプローチしてみましょう。

動機づけ（モチベーション・コントロール）には、大きく分けて、次の2つの方法があります。

1　内発的動機づけ
2　外発的動機づけ

の2つです。1は、自ら好奇心や興味をもって、自発的に物事をしようとする動機づけで、2は、いわゆるアメとムチ。外部からの賞罰によって、やる気を出させる動機づけ方法です。

教育心理学の世界では、「子供にやる気を出させるには、どうすればいいか」という観点から、この2つの動機づけ理論の有効性が論争の的《まと》になってきました。大人の場合は、1か2かという選択でなく、両方のテクニックをうまく組み合わせて使うのが、現実的でしょう。

たとえば、何か目的をもったときには、まずは2の「外発的動機づけ」を使って、自分への「ごほうび制度」を設けるといいでしょう。報酬《ほうしゅう》を意識すると、それだけで脳内ではドーパミンが分泌されます。そうして、やる気が出てくると、目標を達成しやすくなります。

そして、最も大きな報酬となるのは、「達成感」です。目標を達成したことで快感を得れば、それが1の内発的動機を持続させるという好循環が生まれます。

また、脳は、簡単に「だます」ことができます。「楽しいから笑う」のではなく、

「（ウソでも）笑うから、楽しくなってくる」のです。やる気に関しても、「やる気が出たからやる」のではなく、「やるから、やる気が出てくる」ということがあります。その意味で、「とにかく、はじめてみる」ことが、やる気を生み出すには重要です。やる気を生み出すためにも、「すぐやる人」になることが必要なのです。

では、「すぐやる人」になるには、どうすればいいか。

私の知り合いに「思い立ったが吉日」を口癖にしている人がいます。そうして、何か思いつくと、とりあえず、この一言を声に出していってみる。そして、小さな第一歩でいいから、電話一本かけるだけでもいいので、とにかくその日のうちに動き出す。そんな態度が身につけば、脳は、物事に対して「できるかできないか」と迷うのではなく、「まず、どこから手をつけられるか」と考えはじめるものです。

とにかく、**はじめさえすれば、小さなことでも何かを達成できる**かもしれません。脳はそのことに満足し、神経伝達物質をたっぷり放出します。それが、本物のやる気を生み出すのです。

第5章
人生もコロナ対策も100点を目指さない

「思考とは、行動の予行演習に他ならない」

（ジークムント・フロイト）

「かくあるべし思考」が脳を硬く、老いさせる

コロナ禍は、感情面だけでなく「思考面」に対しても悪影響を及ぼしています。
コロナウイルスの影響で、脳というハードウェアが悪くなるわけではないのですが、社会環境の変化から、脳を動かすソフトウェアがうまく機能しなくなるのです。思考停止状態に陥りやすいうえ、いろいろなバイアス（偏見）が働きやすくなります。

まずは、前章との関係から、感情状態に悪影響を与える思考（考え方）について、お話ししましょう。

前章で「イライラ」などの感情の問題を扱いましたが、それを「思考」との関係で見ると、イライラしやすい人には、何事も**「かくあるべし」や「〜ねばならない」と決めつけて考える**人が多いようです。以下、そうした考え方を「かくあるべし思考」と呼びます。

この「かくあるべし思考」タイプは、「大人たるもの、かくあるべし」「男たるもの、かくあるべし」というような定式的な考え方にとらわれがちです。

そして、このタイプは、他の人に対しても「〜するべき」と考え、その定式から外れると、不満に思います。

たとえば、相手が年下なら、「年下から挨拶《あいさつ》すべき」↓「しかし、挨拶がない」↓「けしからん」と不満に思い、イライラしはじめる。一方、先輩との会食がワリカンだと、「先輩がおごるべきなのに」↓「しかし、払わされた」↓「見損なった」と不満に思い、家に帰ってからもイライラが続くということになりがちです。

この「かくあるべし思考」の持ち主は、おおむね「時間」に関して厳しい傾向があります。「時間は守るべき」という意識が強過ぎるため、ほんの10分遅れた人も許すことができず、一日中不愉快《ふゆかい》な気分で過ごしたりします。むろん、そんな調子では、やがては誰も誘ってくれなくなり、孤立することもしばしばです。

こうした「かくあるべし思考」は、人生を暗くするもとです。定式に当てはまらないことに、嫌悪感を覚えると、その嫌悪感が欲求不満を招くのです。

その一方、「自分は、人より時間に厳しいところがある」とメタ認知を働かせることができれば、「かくあるべし思考」の呪縛《じゅばく》と歪みから抜け出すことができます。そうして、「～するべき」という定式を外して考えられるようになると、自然に不満は消えていきます。定式から離れることができれば、思考の幅も広がることは、いうまでもありません。

そうした「かくあるべし思考」を捨てるためには、**物事にはグレーゾーンがあるこ**とを肝に銘じておくことです。

この世の中、どんなことにも「灰色」の部分があります。世の中、白か黒かでもなければ、0か100かでもない、世界は複雑怪奇《ふくざつかいき》なのです。その「曖昧《あいまい》さ」への耐性が身につけば、現実的な思考力とともに、感情をコントロールする力がアップしていきます。

自分の「脳の癖」を理解しておく

人間、誰しも、先入観や偏見を抱いています。心理学では、それを「バイアス

(bias)」と呼びます。もとは、偏りや偏向《へんこう》という意味で、心理学では「考え方の癖」や「自分では気づいていない思い込み」といったことの総称として使います。

コロナ下のような平時とは違う状況で、ストレスがかかると、ふだん以上にバイアスが働きやすくなります。それは、脳の働きがストレスで鈍くなっているうえ、人と十分にコミュニケーションできない分、メタ認知が働きにくくなっているからです。

そして、先入観や偏見、固執、ひいき、偏愛などから、物事や他者を色眼鏡で見がちになるのです。

現在、不必要な自粛状態が続いているのも、バイアスが働いているからといえます。データの裏付けはないのに、「人流の増加は避けなければならない」という思い込みから、政府は人流抑制策に固執してきました。国民も、薄々は「違うんじゃないの？」と思いながらも、その意識を根本的には変えられなくなっています。

そうしたバイアスを心理学では、いろいろな種類に分けて考えますが、その代表格といえるのが「認知バイアス」です。

これは、一言でいえば、「偏見による認識の歪み」のこと。このバイアスがあると、物事を合理的に考えられなくなります。

たとえば、コロナ対策として「不要不急の外出は自粛」ということを金科玉条《きんかぎょくじょう》とすると、**ステイホームが高齢者に与える悪影響**については、考えが及ばなくなります。

そうして、「要介護高齢者が増えたら、困るでしょう」という意見にも、「それ以前に、新型コロナにかかって死んだら、誰が責任をとるんだ！」と、感情的に反論するというような状態に陥りやすいのです。

この認知バイアスの一種に「感情バイアス」があります。これは、好き嫌いや恐怖といった感情的要因による認知の歪みを指します。

これは、コロナ時代には、とくに注意したいバイアスです。コロナウイルスに対して過剰な恐怖を覚えると、理性的な結論が出せなくなるからです。また、恐怖心が強過ぎると、その反動で、事態が少し好転するだけで、過度に楽天的になるというバイアスも働きます。

また、バイアスは、第2章で述べた「同調現象」にも深く関係していて、「同調バイアス」は、多数派と同じ行動をとることを安全と考える心の働きのこと。このバイアスが働くと、自主的かつ合理的な判断ができなくなります。要するに、自分の頭で考えられなくなります。

「落ち着きましょう」といっている場合ではない

次いで、コロナ時代には「正常性バイアス」も、頭に入れておきたいバイアスです。これは、危機や災害など、予想もしていなかった事態に直面したとき、「こんなこと、ありえない」という先入観から、実際に起きていることを正常の範囲内と考えてしまう心の働きのことです。

たとえば、**未曽有の大災害が起きているのに、「こんなこと、あるはずはない」というバイアスが働いて逃げ遅れる**のは、大災害のたびに耳にする話です。

「感染症文学」の最高傑作、アルベール・カミュの『ペスト』には、リシャールという現地の医師会会長が登場します。彼はペストの発生期、対策会議で主人公のリウーと議論を戦わせます。

そのとき、緊急対策を求めるリウーに対し、リシャールは「冷静になりましょう」と応じるのです。これは、正常性バイアスが働いている場面と読み取っていいでしょう。

私の見るところ、組織では、正常性バイアスの一種として、「怠慢《たいまん》性バイアス」あるいは「保身性バイアス」（ともに私の造語です）が働くことがあります。

重大な事態であることに気づいてはいるものの、「下手に手を出して失敗し、責任をとりたくない」という怠慢・保身から、結局「何もしない」と判断するバイアスです。

おおむね、中央官庁の不作為《ふさくい》による失敗は、これらのバイアスから生じます。たとえば、厚生労働省の場合、過去の「薬害《やくがい》」にしても、「消えた年金問題」にしても、問題の所在には早くから気づいていました。ところが、歴代の担当局長や課長らのす。

というように、ヒトは、じつにさまざまなバイアスを抱く動物なのです。だから、物事を考えるにあたっては、こうした認知の偏りを自覚することは、ひじょうに重要です。

とりわけ、昨今のようなストレスのかかりやすい状況では、バイアスが大きくなりがちです。状況を厳しく見過ぎたり、甘く見過ぎたりします。そうして判断を誤ると、さらに大きなストレスや負の感情を抱えることになって、それがさらにバイアスを大きくするという悪循環にも陥ります。

むろん、バイアスがかかった状態では、仕事も人間関係もうまくいきません。バイアスを避けるには、やはり心の余裕を確保することが必要です。「3S」を活用して、楽しく会話し、笑い、よく運動すれば、ストレスとともにバイアスも（多少は）消えていきます。

脳にもセカンドオピニオンを。情報源は複数もつ

正しく考えるためには、正確な情報が必要です。その意味で、コロナ時代は、とりわけ情報の偏りに注意することが必要です。

たとえば、会社に毎日出勤していれば、放っておいても、さまざまな情報が耳に入ってくるものです。しかし、自粛・リモート生活で、人と会う機会が減ると、入ってくる情報量は少なくなり、偏りはじめます。

そうして、情報が偏ると、先入観や思い込みが強化されます。すると、厄介なことに、人間の脳は、**自らの先入観の正しさを確認するため、それを補強する情報ばかりを探す**ようになるのです。

心理学では、そうした傾向を「確証《かくしょう》バイアス」と呼びます。自分に都合のいい情報ばかりを集めて、先入観をより強化する傾向のことです。

そのときすでに、情報の価値を見る目は歪んでいます。そして、自分に近い意見ばかりを集めることで、「自分の考えは正しい」という確信を強め、さらに思考の歪みを大きくしていくのです。

むろん、客観的に見れば、そんな情報の集め方をしたところで、正しい思考や判断ができるはずもありません。では、どうすればいいのか。

私がおすすめするのは、できるだけ多くの情報源をもっておくことです。たとえば、コロナに関する意見も、テレビだけでなく、雑誌や書籍、インターネットなどからも吸収する。

そして、ある考え方に対して「いいね！」と思っても、「全面的には賛成しない」ことです。７割ぐらいは賛成しても、あとの３割ほどは「とはいえ〜」と、判断を留保しておく。これは、１００％賛成し、簡単に「確信」をもつと、そのとたんに「確証バイアス」が働きはじめるからです。まずは７割程度の賛成にとどめ、そのうえで、反対意見にも耳を傾けてみるのです。

たとえば、テレビのワイドショーを例にとると、かつてのワイドショーでは、さまざまな意見をもつ論者を呼んで、番組を構成していたものです。もし、１９８０年代にコロナ禍が起きていたら、自粛のあり方などをめぐって、賛否双方の論者が、連日、侃々諤々《かんかんがくがく》の議論を戦わせていたことでしょう。それが、右肩上がりの時代のテレビのつくり方だったのです。

しかし、今はそんなことを望むべくもなく、一つの番組どころか、朝、昼すべてのワイドショーが単色に染まっています。

そんな時代ですから、テレビで自粛一点張りの意見を聞いたあとは、数は少ないですが、**自粛に否定的な論者の意見に目を通してみる**といいでしょう。

要するに、社会現象を理解するにも、セカンドオピニオンを求めることが必要なのです。そのような態度で臨めば、単色に染まりがちな昨今の日本でも、思考停止状態に陥るのを避けられるはずです。

そうした作業を怠けて、単色の言説ばかりを集めていると、脳（とりわけ前頭葉）

はどんどん楽をして、やがて一つの考え、一つのものの見方しか受け入れられない状態に陥っていきます。

完璧を目指すと、不機嫌な人になる

コロナ下、事態はつねに流動的です。仕事でもプライベートでも、綿密な計画を立てたところで、感染者数の増減や政府の政策変更、自粛をめぐる世の中の空気の変化などによって、中止せざるをえないこともしばしばです。環境条件が、たえず変化しているのです。

「想定外のことが起きることが想定内」の時代であり、不測の事態に対応する「前頭葉思考」が平時以上に必要になっています。

そんな時代に、私が必要だと思うのは「１００点満点を目指さない」という割り切りです。

そもそも、この世の中、すべてが完璧に進むなんてことは、まずありません。１０

0点満点をとれたとすれば、それはハードルがよほど低かった場合でしょう。
私は、平時でも、「計画や目標は70％達成できれば十分」と考えるあたりが妥当だと思っています。ハードルを越えるとき、爪先をバーにひっかけても、体がおおむね越えていればOKくらいに考えたほうが、人生愉快に生きられます。

とりわけ、中年以降は、完璧主義とさよならすることです。**中高年になると、何をしても若い頃のようにはいかない**ものです。疲れやすくなって頑張りはきかなくなり、老眼が進めばミスも増えます。それなのに、１００点満点を求めると、「私もダメになったものだ」と落ち込むことになるのです。その年齢的な落ち込みは、往々にして初老期うつ病の要因にもなります。

若い人でも、完璧にこだわると、たえず欲求不満を抱えた不機嫌な人生を歩むことになりがちです。実際、うつ傾向の人には、完璧主義者が多いのです。

とにかく、「１００点でなければダメ」式の思考に陥ると、何か一つのことがうまくいかないだけで、八方ふさがりの心理状態になってしまいます。感情面で退行現象が起き、それもまた、うつ病や引きこもりの誘因になります。

そこで、事後でもいいので、プランBをひねりだすことです。「外国に行けないのなら、どこにも行かない」ではなく、「外国に行けないのなら、国内旅行を楽しもう」のように、「Aがダメなら、Bがあるさ」と物事を考えるのです。そうして、可能性の幅を広げれば、心の余裕も生まれるはずです。

とにかく、何もしないことが、思考力にも感情にも最も悪い状態です。まして、予測不能のコロナ時代です。「うまくいけば、めっけもの」くらいに考えて、いろいろなことにチャレンジすることをおすすめします。

逃がした魚は大きく感じるだけ

そうして、目標の70％を達成できたときには、残り30％のできなかった部分ではなく、70％のできた部分に目を向けることです。

「3割もできなかった」と、〝できなかったこと〟に目がいくと、気持ちがどんどんネガティブになっていきます。まずは意識的に、「これしかできなかった」ではなく「これだけできた」と考えることです。

たとえば、人間関係にしても、すべての人と仲良くすることはできません。「7割くらいの人と仲良くできればいい」と考えれば、人間関係でイライラすることは少なくなるでしょう。「仲良くできない人の数」ではなく、「仲良くしている人の数」を数えるのです。

また、「逃がした魚は大きい」という言葉もありますが、人間、手に入らなかったものに対しては、過大評価しがちです。しかし、失ったもののことを考えても、失点は回復できません。

まさに**「後悔」は、最も生産性の低い感情**です。何かを失ったときは、それより大きなものを手に入れるため、次の行動を起こしましょう。たとえば、新型コロナの影響で、契約がダメになったとき、くよくよと悩むのではなく、「契約がダメになったところで、ゼロに戻っただけ。つぎつぎ！」と考えられれば、あなたはやがては業界で一目置かれる人物になれると、私は信じています。

アルコール消毒は必要ないどころかリスクさえある

コロナ下のような異常事態では、平時以上にさまざまな角度から物事を見る「複眼《ふくがん》思考」を心がけたいものです。

「複眼思考」は、一言でいえば、いろいろな面・角度から物事を見ること。柔軟な思考力を身につけるためには、必須の考え方です。一方、「単眼思考」は、一面だけからしか考えない、頑固で視野の狭い硬直した考え方です。

「複眼思考」が必要な典型的な例が、他でもない「コロナ対策」です。ここでは、「アルコール消毒」を例にとってみましょう。

今は、どこに行ってもアルコール消毒をしますが、それは私たち、医師の目から見ると、かなりリスクの高い行為です。

この世の中、**アルコールアレルギーの人は、決して少なくない**のです。アルコールを飲むのではなく、アルコールが肌に触れるだけで、過剰な免疫反応が現れ、じんましんや息苦しさに苦しむ人がいるのです。

そのため、私たち医療関係者は、注射を打つ前、患者さんにアルコールアレルギーの有無について尋ね、アレルギーがある人に対しては、アルコールを避けて弱亜塩素酸などで消毒するようにしています。

一方、ウイルスは、人体に粘膜《ねんまく》からしか入ってくることができません。皮膚を通過することはできないので、ウイルスが手についたとしても、それだけで感染することはないのです。その手で口や目、鼻の周辺などの粘膜に触れたときに、ウイルスは初めて体内に入ります。

「アルコール消毒のリスク」と「ウイルスのリスク」を天秤にかけて、複眼的に考えれば、リスクをおかしてまでのアルコール消毒は必要ないという結論に至ることができます。

さて、そうした複眼的な思考力はどうすれば身につくのでしょうか。

今日からでもできる方法は、「物事を反対から見てみる」ことです。

たとえば、自粛に関して、「自粛すれば、たしかに感染率は下がるだろう」と考える一方、その反対から「しかし、待てよ。そこにデメリットはないのか」と考えてみるのです。そうすれば、正解＝全体最適に近づける確率は高まるはずです。

もちろん、「反対から見る」ためには、いろいろな情報に触れていることが大切です。

たとえば、「新型コロナは怖い」という意見と、「新型コロナは恐るるに足らない」という両方の意見に触れていれば、現状を複眼的に把握することができます。

事実は、おそらくその中間、グレーゾーンのどこかにあるはずです。複眼思考はそれを発見する近道になります。

こうした「反対から見る癖」を身につけることは、とくに難しいことではありません。人の意見に対して、前頭葉を少し働かせ、**少々意地悪に、少々批判的に接すれば、今日からでもできる**ことです。

性格は変えられないが、考え方は変えることができる

心の治療法の一つである認知療法では、物事を「白か黒か」「敵か味方か」というように、両極端に分けて考えることを「二分割思考」と呼びます。

この思考パターンに陥ると、「0か100か」式に考えるので、たとえば、それまで順調だった仕事でも、一つミスをするだけで「もう、この仕事はダメだ」と落胆することになります。「完璧でなければ失敗」だと、たった一つのミスで激しく落ち込むのです。対人関係でも、「いい人」と感じた人に対しては、100％いい人だと思い込み、少しでも嫌なことがあると、100％悪い人だと決めつけます。

これもデジタル時代の影響なのか、何事も「0か100か」で考え、判断や評価から、遊びや、ため・ゆとりなどを失っている人が増えているように、私には思えます。

コロナ下では、何事もすべて順調ということはありえないのですから、この時代には、こうした二分割思考は平時以上に向かない思考法といっていいでしょう。

こうした二分割思考は、むろんイライラを招きやすいうえ、うつ病の誘因になる不適応思考の代表格でもあります。

そこで、認知療法では、治療者（医師や臨床心理士）が、「また、二分割思考に陥っていますね」などと自覚をうながしながら、患者の思考パターンを少しずつ変えていきます。

これは、精神科治療の基本的な考え方の一つ、「人の性格は変えられないが、ものの考え方や受け止め方（認知）は変えられる」という原則に立った治療法です。「性格を変える」治療法がひじょうに難しいところから、このような「考え方を変える」治療法がはじまったのです。

むろん、多くの大人は、この世の中には、**白と黒の間に何十種類ものグレーがある**ことを知っています。しかし、どんな人でも、ときとして認知が歪むことはあります。とりわけ、40歳を過ぎて前頭葉が萎縮しはじめると、二分割思考しやすくなる傾向が高まります。

年齢を重ねるほどに、意識的に「自分は二分割思考に陥っていないか」とメタ認知を働かせ、簡単に白黒をつけない思考習慣をもたないと、二分割思考に陥りやすくなります。

それが、「頭が固くなった」「頑固になった」「人の話を聞かなくなった」と古来、いわれてきた「老化」の症状を招くわけです。

第6章

マスクなしでも不安にならない「免疫力」の高め方

「『免疫』は異物と戦い、
排除する働きをするが、あるときは
『寛容』という共存するやり方をとる」
（多田富雄）

今感じている「体の疲れ」は実は「脳の疲れ」

２０２１年に内閣府が行った意識調査によると、「コロナ疲れ」を感じる人が７割を超えていたそうです。

その疲れの原因の大半は、「体」の疲れではなく、「脳」の疲れだと、私は見ています。そもそも、ステイホーム状態にあることが多く、体はあまり動かしていないのですから、肉体的な疲労はさほど生じないはずです。

それよりも、過度の自粛生活によるストレスが、脳内の神経伝達物質の供給をおかしくしたり、自律神経の変調を招いていたりして、精神的な「疲れ」となって現れているのだと思います。

今、人の心は、コロナ下のさまざまな制約から生じるストレスにさらされています。会話も満足に楽しめない状態、外出も気楽にできない状況、あるいは**先の見えない不安や経済的な不安**が、心の不調を呼び込みます。

加えて、「自粛警察」の目を気にするなど、つねに気を張った状態にもなっています。完全にはリラックスできない状態、交感神経優位の状態が続いて、全身が慢性的《まんせいてき》に緊張した状態になっているのです。

それが、70%の人が感じている「疲れ」の正体だと私は思います。新型コロナ時代の疲れは、脳の疲れなのです。

むろん、脳は全身の司令塔であり、脳が疲れていると、体全体の変調を招きます。心理的なストレスが原因となって、身体的な疾患を生じるのです。

たとえば、誰もが経験していることでしょうが、不安や緊張が高じると、胃もたれや、下痢をしやすくなります。睡眠を十分にとれなくなって、疲れがたまりやすくもなります。そうした原因と症状がからみ合って、やがては「心身症」と呼ばれる病にも発展していくのです。

テレワーク、オンライン授業がもたらす「副作用」

というわけで、新型コロナウイルスは、ウイルスに感染していない人の体にまで、悪影響を与えます。さらに、「自粛生活」が続くことによって、その副作用は強毒化します。私は、過度の自粛生活から生じるさまざまな身体不調を総称して、「自粛症」と呼んでいます。

では、テレワークしている人やオンライン授業を受けている人は、どのような「自粛症」に見舞われやすいか、そこからお話ししましょう。

まず、自宅で仕事をしたり、授業を受けていたりすると、通勤・通学しなくなるわけですから、**生活リズムが変わり、体内時計が乱れがち**になります。それが、自律神経系の変調を招きます。

また、1日当たりの「歩数」が確実に減少しますから、体重が増えやすくなります。体重増は、かならずしも悪いことではありませんが、肥満の域に達すると、生活習慣病を誘発したり、悪化させたりする原因になります。

また、テレワークをすることになった際、自宅のデスクワーク環境が整っていないと、それが肩こりや腰痛の原因になることもあります。目の疲れを覚える人も多いでしょう。

さらに、寝る寸前まで働いたりすると、神経がたかぶって、入眠しにくくなります。入眠しても、眠りが浅くなります。すると、疲れがたまり、倦怠感が抜けないということになりがちです。

そうして、医学的には、熱は平温だし、酸素《さんそ》飽和度《ほうわど》も正常の範囲内なのに、ひどい疲れやだるさを感じ、体にさまざまな変調が現れる「自粛症」に陥るのです。私はこのままでは「一億総不健康」の状態さえ招きかねないと懸念しています。

まじめに自粛する人ほど、老化も早まる

いうまでもありませんが、最も「自粛症」にかかりやすいのは、高齢者です。

高齢者には、数か月間、家に引きこもっているだけで、歩行機能が弱り、自立歩行がおぼつかなくなる人が多数います。

また、自粛生活で、人と話さない状態が続くと、認知機能が急速に衰えます。人が

最も頭を使うのは、3Sの一つである、人と会話しているときなのです。

人との会話を成り立たせるには、相手の言葉の意味を理解したうえで、あいづちを打ったり、質問に反応したりすることが必要です。また、相手の表情を読み取ることも欠かせません。

会話は、脳の各部分を連携《れんけい》させながら働かせないと成立しない、高度の頭脳労働なのです。その頭脳労働の機会を奪う自粛生活が続けば、**認知症患者が増えるのは、ほぼ必然なこと**です。

私の患者さんの一人に、デイサービスに頻繁に通っていた人がいるのですが、近頃、久しぶりに診察してみると、「最近は面白くないから行かない」というのです。「どうしてですか？」と尋ねると、「人と話してはいけないといわれるから」だそうです。

その患者さんがデイサービスにせっせと通っていたのは、仲間と話すのが楽しいからです。コロナ下では、それが禁止されるのですから、行きたくなくなるのも当然の話です。残念ながら、その患者さんは、急に年をとったように感じました。

また、他の患者さんは、珍しく本人ではなく、家族の人が薬を取りに来ました。「どうされたのですか」と聞くと、「こんなご時世だから……」と本人は外出を避けたというのです。

むろん、通院すら避けるような心理状態であれば、他の外出も控えて、運動量は激減していることでしょう。その後、その患者さんとはお会いしていません。運動量が減って足腰が弱り、薬も取りに来れなくなっているのではないか――と心配しています。後日、その家族に聞いてみると、かなりよろよろするようになったとのことでした。

前に述べたように、「フレイル」という言葉があります。「虚弱」という意味で、高齢者の正常と要介護の間のような状態を指します。フレイルを予防するという視点からは、高齢者にも、さまざまな自粛を求める施策は、ひじょうに危険なのです。

外出の自粛は、外に出て歩く時間を減らすため、足腰を弱め、要介護に至るリスクを高めます。とりわけ、外出自粛要請に対して、まじめに従っている高齢者ほど足腰が弱り、フレイルが進行するという状況に陥りやすいのです。

なかでも、75歳以上の後期高齢者は、暮らしの活力を少し失うだけで、フレイルに陥るリスクが高まります。

また、後期高齢者は、運動不足に陥ると、食欲不振を起こします。すると、低栄養状態に陥り、筋力が低下し、運動できなくなるという悪循環に陥ります。

後期高齢者の場合、**2週間動かないと、動いているときの7年分も筋肉量が落ちる**というデータもあるくらいです。やがて、転倒→骨折→要介護となるケースを私は多数見てきました。

また、筋肉量が乏しくなって歩行能力が低下すると、基礎《きそ》疾患《しっかん》が悪化しやすくなるうえ、認知機能が低下、認知症の発症につながるリスクも高まります。

外出を「自粛」してはいけない

では、「自粛症」を避けるためには、どうすればいいか——私は、高齢者を含めて、一般の方にも、次のような対策をおすすめします。

まずは、自粛生活のなかでも、外出を自粛しないことです。そもそも、最近のまん延防止等重点措置の要請でも、「盛り場には行くな」という意味の文言はありますが、ちゃんと理由があれば外出の自粛までは要請していないのです。自分の足腰を守るのは立派な理由だと私は考えます。

そして、太陽の光の下に出たら、運動を心がけることです。

運動すると、酸素をたっぷり含んだ血液が筋肉や臓器に提供され、細胞が活性化します。また、定期的に運動していると、心臓のポンプ力が高まり、より少ない収縮《しゅうしゅく》で全身に血液を供給できるようになります。また、**肺の酸素を取り込む力がアップ**します。要するに、心身の要である心肺機能が高まるのです。

一般の人には、ウォーキング、ジョギング、サイクリング、水泳などの有酸素運動がおすすめです。そして、エレベーターをなるべく使わない、クルマで行くところをときどきは自転車で行ってみるなど、生活のなかに運動を取り込むことをおすすめします。

高齢者には、やはり「散歩」が最適です。

若い頃なら、足を骨折したりして、病院で1か月くらい寝たきりの生活をしても、退院すれば普通に歩くことができます。しかし、70代になれば、1か月も寝込むと、しっかりリハビリしないと、立つ、歩くといった基本動作も難しくなり、介護が必要になるケースが多くなります。いわゆる「ロコモ」（ロコモティブシンドロームの略で、運動器症候群のこと）に陥るのです。

そうしたことを防ぐためにも、やはり散歩がいちばん。屋外を歩く散歩は、感染リスクが最も低い部類の運動です。1日30分以上の散歩を心がけましょう。

散歩は、若い世代にもおすすめです。若い人には、散歩は運動としては物足りないかもしれませんが、散歩は、体だけでなく、脳にもいい影響を与えます。

実際、仕事が煮詰まったときなどに、気分転換に散歩をするという人は少なくありません。私も、原稿執筆に行き詰まったときなど、外の空気を吸いながら歩くうち、いいアイデアを思いついたことが何度もあります。

そうしたことが起きる理由の一つは、外に出て刺激を受けることで、気分がリフレッシュされ、新しい発想が浮かびやすくなるからでしょう。加えて、もう一つ、大きな理由があります。

「歩く」という行為自体に、脳細胞を活性化させる効用があるのです。

歩くことは、けっこう複雑な運動で、歩くときには、足の筋肉をはじめ、さまざまな筋肉を連携させて使っています。それらの筋肉のなかには、「筋紡錘《きんぼうすい》」と呼ばれる知覚神経の末端《まったん》があり、歩くことによって刺激されます。すると、その刺激が脳に伝わって、脳の動きを活性化させるのです。

筋肉は、体じゅうに遍在《へんざい》し、体重の半分を占めています。その筋肉への刺激は、脳にとっても大きな刺激となるのです。

だから、テレワークの日も、一日中、パソコンの前に座っているのではなく、意識的に体を動かしたいものです。筋肉を使うこと自体が脳への刺激になるうえ、軽く汗をかくほどに体を動かすと、血流がよくなって、脳への血のめぐりもよくなるという効果が期待できます。

私は丸一日、家を出なければ、それは〝一過性の引きこもり〟くらいに考えています。たった1日の〝引きこもり〟でも、見逃していると、それが2日、3日と続くようになり、実質的な引きこもり生活のようになっていきます。それが、**生活習慣病の発症や重症化のリスクを高める**のです。

だから、テレワークをしている人は、朝、出勤しない日でも、起き出したら、まずはパジャマからふだん着に着替えるようにしましょう。出かける用事があろうとなかろうと、近場程度なら出かけられるような服装に着替えるのです。

着替えると、人間、フットワークが軽くなるものです。着替えたついでに、散歩に出る、コンビニまで歩く、それだけのことでも、一日中家の中にいるよりは、体そして脳に、よい刺激を与えることができます。

免疫力が下がる一方のコロナ対策　本当にこのままでいいのか

新型コロナにかからない、あるいはかかってしまっても軽症、または無症状ですむようにするには、ワクチンのほか、「自己免疫力を高める」という方法があります。免疫力が高ければ、新型コロナウイルスに限らず、外部から侵入してきた他のウイルスや細菌も撃退《げきたい》できます。

しかし、ステイホームを続けていると、免疫力にも悪影響が生じます。運動や日の光に当たる機会が減ると、免疫力は落ちていくのです。

たしかに、感染を防ぐだけなら、ステイホームは効果的かもしれません。しかし、家の中に居続けると、自己免疫力が落ち、健康寿命は間違いなく縮んでいきます。

また、免疫力は心の状態とも関係していて、精神医学では、うつ病になると免疫力が落ち、逆にポジティブに明るく考えると、免疫力が上がることが常識になっています。

家の中に**閉じこもり、楽しいことがなくなれば、免疫力は落ちる**一方になります。

外飲みはダメ、カラオケはダメ、数人以上の会合はダメと、楽しみがなくなれば、免疫力は下がり続けます。

免疫学者で「ナチュラル・キラー細胞」の名づけ親である奥村康先生を招いて、コロナ禍の初期に、セミナーを行った際にも、奥村先生はそのことを心配されていました。心を守らなければ、体を守ることはできないのです。

では、免疫力を高めるのにはどうすればいいか。これは、前項で述べた「自粛症」対策とほぼ同じです。

まずは、「過度なストレスは、免疫細胞の機能を低下させる」ことを頭に入れておいてください。

ストレスがあると、風邪をひきやすくなるのは、誰もが経験的に知っていることでしょう。新型コロナも、ストレスを抱えているときに感染している人が多いのは、容易に想像がつくことです。

そして、適度な運動は、免疫力を高めます。免疫細胞を刺激する物質が骨や筋肉のなかで作られることがわかっています。たとえば、骨をつくる骨芽《こつが》細胞が出すホルモン、オステオポンチンは、全身の免疫力を活性化する働きがあります。そのため、適度な運動によって、筋肉や骨を刺激すると、免疫力が高まるのです。とくに、ウォーキングなどの適度な有酸素運動がおすすめです。

また、運動して体温が少し上がると、免疫細胞が働きやすくなります。体温が上がると、血流やリンパの流れがよくなり、その流れにのって全身をめぐる免疫細胞がウイルスを警戒しやすくなるからです。

人と人が適度に「近づき合う」のを恐れてはいけない

テレビではあまり紹介されませんが、免疫研究者のコロナ対策は、感染症研究者とは真逆といってもいいでしょう。

感染症研究者は、とにかく3密（密閉、密集、密接）を避け、人と人を遠ざけようとします。一方、免疫研究者は、極端にいえば、人と人を近づけることがコロナ対策になると考えます。

しょせん、ウイルスをシャットアウトすることはできないのですから、人と人が適度に近づき合って、日々楽しく過ごすことで、自己免疫力を高め、感染を予防しようと考えるのです。

しかし、現実には、免疫研究者の意見はほとんど採用されず、**免疫力が下がるような対策ばかり**がとられています。

そうした、物事を一方向からしか見ない対策がまん延している背景には、医学界のさまざまな問題点があります。新型コロナは、医学界の問題点を数多く顕在化させましたが、本書では、以下の2点について言及しておきたいと思います。

一つは、過度の「専門分化」です。一人ひとりの医師の専門分野が細かく分かれ過ぎているため、患者を全人的に診《み》ることができなくなっているのです。

内科を例にとると、今は循環器内科、呼吸器内科、消化器内科のように、臓器別に診療科が分かれています。

こうした「特定臓器診療」の問題点は、高齢者医療に端的に現れます。高齢者の場合、臓器が一つだけ悪いという人はまれで、たいていの人は、複数の臓器に疾患を抱えています。すると、臓器別の診療各科を回るうち、どんなことが起きるか。

ときには、15種類もの薬をもらうことになってしまうのです。過度の専門分化が患者を薬づけにするのです。

そんなふうですから、今どきの開業医院は「内科」と看板がかかっていても、本当にその名に値するか、かなり疑問です。

一つの臓器の専門医が、40～50代になってから地元に帰って開業するケースが多いのですが、その際、自分の専門である消化器科クリニックや循環器科クリニックといった名前で開業しても、患者はそう見込めません。そこで、「何でも診られますよ」という意味で「内科」を名乗って開業するのです。

しかし、本当は一つの臓器しか診ることができない。今、心臓（循環器）の医者は、胃腸（消化器）のことは、さっぱりわからなくなっています。虎の巻のような医師用の医学マニュアル書があるので、専門以外のことは、それを読みながら、治療にあたっているのが現状です。

当然の話ですが、一つの臓器を診るだけで、人間を健康にすることはできません。とくに高齢者は、たいていの場合、複数の臓器が悪くなるのですから、「専門分化型医療」よりも、「総合診療」が重要になります。

「総合診療」は、人を全人的にとらえ、多角的な治療を行う診療法のことです。地域や病院によっては「総合診療科」に人手を割《さ》き、力を入れているところもあります。

そもそも、私が医師になった１９８５年には、高齢化率（65歳以上の人が総人口に占める比率）は10・３％でした。それが、２０２１年には29・１％に上昇しています。

こうした超高齢社会では、「専門分化型医療」ではなく、「総合診療」がより重要になっていることはいうまでもありません。その証拠に、総合診療の盛んな長野県では、長きにわたって一人当たりの**老人医療費が日本で最低だったのに、平均寿命は男女ともに日本でトップ**の位置にあるのです。

医者は栄養のことをほとんど知らない

もう一つ、新型コロナが顕在化させた医学界の問題点は、「医者が、栄養についてほとんど知らない」ことです。

日本の医学部では、「栄養学」についてまったく学びません。栄養学を専門的に学んだ医師は、ほんの少数しかいないのが現状です。

むろん、「栄養をしっかりとる」ことも、感染症から身を守るためには、ひじょうに重要なことです。その一例として、結核のケースを紹介しましょう。

戦前「国民病」とまでいわれるほど、まん延していた結核が、戦後、急減したのはなぜでしょうか？――と問うと、多くの人が「ストレプトマイシンが普及したから」と答えることでしょう。

たしかに、ストレプトマイシンは、結核治療に初めて用いられた抗生物質です。ただし、日本で生産がはじまったのは１９５０年のこと。一方、結核はその数年前の終戦直後から、下向きのカーブを描いて減少しているのです。そもそもこれは結核にかかったときの治療薬で結核の発症を抑えることはできません。

また、「ＢＣＧワクチンが接種されるようになったから」と思う人もいるでしょうが、これも誤りです。ＢＣＧが接種されるようになったのは、１９５１年、結核予防法施行からのことです。しかも、ＢＣＧは子供のときに接種し、その効果が発揮されるのは、接種から何年後、何十年後のこと。やはり、戦争直後、結核が減ったことの理由ではありえません。

日本で戦後、結核患者が急減した本当の理由は、「アメリカが脱脂粉乳《だっしふんにゅう》を配った」ことにあります。

これによって、**日本人のタンパク質摂取量が飛躍的《ひやくてき》に増加した**のです。栄養状態が格段によくなり、免疫力が上がったことによって、結核患者は激減したのです。

また、感染症ではありませんが、東北地方で脳卒中が減ったのも、栄養改善の効果でした。かつて秋田県では、最高血圧１４０～１６０の人がかなりの数、脳卒中で亡くなっていました。通常、動脈瘤《どうみゃくりゅう》がなければ、最高血圧３００くらいまでは、血管は破れないのですが、当時の秋田県では、その半分程度の血圧で血管が破れるケースが目立っていたのです。

その原因は、栄養の偏りでした。

当時の秋田県の人々の食生活は、ご飯と味噌汁と漬物が中心で、肉類などのタンパク質が大きく不足していたのです。タンパク質を摂取しないと、血管はワイヤの入っていないタイヤのような状態になってしまいます。そのため、最高血圧１４０〜１６０程度で血管が破れていたのです。

今は、タンパク質を十分に摂取するようになり、秋田県を含めた東北地方でも、脳卒中になる人が減り、特にくも膜下出血以外の脳出血はほとんど見られません。

体のためにも脳のためにも、肉を食べよう

というわけで、結核も脳卒中も、タンパク質の摂取がカギを握っていたわけですが、十分なタンパク質をとるためには、むろん「肉類」を食べる必要があります。

しかし、日本では、「肉の食べ過ぎは体によくない」という説が根強く信じられてきました。

「肉類が体に悪い」という〝情報〟の発信地は、１９８０年代のアメリカです。当時のアメリカでは、１日当たり平均３００グラムの肉を食べていました。そこで、せめてヨーロッパ並みの１日２２０グラムにおさえようと、「肉食を減らそう」というキャンペーンが張られたのです。

一方、当時の日本では、１日わずか70グラムの肉しか食べていませんでした。ところが、日米の肉食量の圧倒的な差を考慮することなく、「肉食を減らそう」という結論だけが移入され、独り歩きしはじめたのです。

そして、**日米では一人当たり肉消費量に4倍以上の差がある**点は顧慮されることなく、「肉食は体に悪い」という言説だけが広まりました。これは、日本人の健康にとって、ひじょうに不幸な誤解だったと思います。

コロナ下、私が最もおすすめしたい食材は、やはり「肉類」です。肉食を控えると、タンパク質不足に陥り、筋肉量や骨密度が減ることになります。運動不足になりがちなコロナ下ほど、意識して肉類を食べたいものです。

肉を食べると、体だけでなく、心も元気になります。これは俗説ではなく、脳科学的にちゃんとした理由があります。牛肉や豚肉にはセロトニンの素材となるトリプトファンというアミノ酸が含まれているのです。肉類を食べると、セロトニン量が増え、脳の状態がよくなるというわけです。

コレステロールを「悪玉」と思うと、コロナに勝てない

次いで、肉食に関して、コレステロールの問題についても触れておきましょう。

コレステロールは、動物の体をつくる脂質の一種で、細胞膜や性ホルモンの素材になるなど、人体に欠かせない脂質です。コレステロールは過多も問題ですが、不足するのもまた問題です。

そもそも、日本人の平均寿命が世界一になった理由の一つには、戦後、コレステロ

ール摂取量が急激に増えたことがあります。コレステロール摂取量が増えたことで、血管が強くなり、前述した秋田県のように脳卒中患者が激減したのです。

ところが、日本では「コレステロールは体に悪い」という誤った話が広まってきました。「コレステロールが多いと、動脈硬化を招く」というのです。

たしかに、コレステロール過多だと、「高コレステロール血症」となり、動脈硬化を引き起こすリスクが高まります。増え過ぎたコレステロールが血管壁にたまり、血液の通りが悪くなって、血栓ができやすくなります。しかし、**コレステロールは、少な過ぎても、血管がもろくなり、脳卒中を起こしやすくなる**のです。

そもそも、コレステロールが多い食品を食べたからといって、すぐにコレステロール値が高くなるわけではありません。コレステロールの7〜8割は、体内で合成されていて、食事から取り込まれているのは、残りの2〜3割程度。しかも、食事からコレステロールを多量に摂取したときは、人間の体には、コレステロールをつくる量を減らして総コレステロール量を調節するようなシステムが備わっているのです。

また、人間の体は、コレステロールをつくることはできますが、分解することはできません。これは、コレステロールが人体にとって重要な物質であることの証拠といえるでしょう。

人類は、誕生以来の何百万年間、飢《き》餓《が》に苦しんできました。その時代、体内のコレステロールは、生命維持のための貴重物質だったのです。私たちがコレステロールを過剰にため込むようになったのは、このほんの数十年、飽食の時代になってからのことです。

そのコレステロールは、免疫力のカギを握っています。細胞膜の重要な構成物質であり、免疫細胞を作るのにも欠かせないからです。

コレステロール値が高いと、免疫機能が活性化し、感染症にかかりにくくなるだけでなく、がん細胞に対しても対抗力が高まります。

加えて、コレステロールは、脳内で「セロトニンを運ぶ」という役割を果たしています。そのため、「コレステロール値の高い人のほうが、うつ病にかかりにくい」ことがわかっています。また、いったん、うつ病にかかっても、治りやすいようです。

コレステロール値が高い人は、循環器の専門医からは、コレステロール値を下げるようにいわれるでしょう。循環器科の医師から見れば、コレステロールは動脈硬化のリスクファクターなのです。

しかし、**精神医学にとっては、コレステロールは善玉、セロトニンを補助する心の味方**です。

また、疫学的には、死亡率は、コレステロール値の低いグループのほうが高くなることがわかっています。これは、コレステロール値が低い人は、がんや自殺で亡くなることが多くなるためと見られています。

「脳力」「免疫力」アップのため、不可欠の物質

脳力と免疫力のアップをめぐっては、「カルシウム」を抜きにして語ることはできません。

よく知られているように、カルシウムは骨の素材になる物質です。不足すると、骨密度の低下を招き、骨粗しょう症の原因になります。一方、カルシウムが不足すると、心（脳）の状態も悪化するのです。そのメカニズムは、おおむね以下の通りです。

脳の神経細胞同士の間では、神経伝達物質の放出によって情報や刺激が伝わっています。カルシウムは、その〝放出スイッチ〟の役割を果たしているのです。

そのため、カルシウムが不足すると、神経伝達物質の放出量が不安定になり、脳は不活発な状態に陥ります。それが、思考力や記憶力の低下、あるいはイライラを招くのです。

では、脳は、カルシウム不足にどのように〝対処〟するのでしょうか？　脳は、骨の中に蓄えてあるカルシウムを溶かし、不足分を補おうとします。むろん、そうなれば、骨密度が低下し、骨が劣化することはいうまでもありません。

また、骨からカルシウムが溶け出すとき、脳にカルシウムが過剰供給される恐れもあります。すると、神経伝達物質が過剰に放出され、かえって海馬などに情報がスムーズに伝わらなくなります。

それだけなら、まだいいほうで、**神経細胞がカルシウムイオンで詰まってしまい、神経細胞が死に至って、認知症を招くというリスクさえ生じる**のです。

むろん、そんな事態を防ぐには、日頃から、適量のカルシウムを摂取することが必要です。そうすれば、イライラすることもなく、落ち着いた精神状態で日々を送れます。そして、感情の状態が改善すれば、免疫力アップにもつながります。

よく知られているように、カルシウムを効果的に摂取できる食品の代表格は、牛乳です。牛乳は、カルシウム吸収率がよく、全体の半分以上を体内に取り込めます。牛乳を飲むと、お腹の調子が悪くなるという人は、ヨーグルトやチーズを食べるといいでしょう。

また、日本には、「小魚を食べる」というすばらしい食文化があります。ご飯のお供に、酒の肴にと、小魚の佃煮を食べれば、カルシウムを十分に摂取して、免疫力を高めることができます。

体の疲れにも、心の疲れにも「一杯の水」

ここで、体、あるいは心の疲れを感じたときの「応急処置法」を紹介しておきましょう。それはごく簡単な方法で、「水を一杯飲むこと」です。

一杯の水が心身にどう働きかけるのか――まずは「身」への好影響についてお話ししましょう。

肉体的な疲れの原因が、乳酸などの疲労物質であることは、よく知られています。人は、筋肉を収縮させて運動しますが、それに必要なエネルギーは、ぶどう糖を燃焼させることによって作り出されます。その際、副産物として、乳酸などの疲労物質が生成され、筋肉にたまります――それが、肉体的疲労の生じるメカニズムです。

筋肉にたまった疲労物質は、時間がたてば、血液循環によって取り除かれていくのですが、**血液のめぐりが悪いときは、疲労物質がたまっていく一方**になります。そのため、血液循環の状態が、疲れやすいかどうか、あるいは回復しやすいかどうかに、関わってくるのです。

そこで、疲れないようにするため、また回復を早めるため、〝水不足〟の解消が必要になります。

人間の体の60％以上は水分であり、水分不足に陥ると、血液がドロドロの状態になって、血流が悪くなります。すると、酸素や栄養素を体の隅々にまで届けたり、疲労物質を取り除いたりするという血液の働きが鈍くなって、疲れやすくなるうえ、いったん疲れると回復しにくいということになります。その結果、ストレスがたまり、免疫力も落ちていくということになりがちです。

そこで、一杯の水を飲んで〝水不足〟を解消し、元気を回復することが必要というわけです。

では、一杯の水は、「心」の疲れには、どのように効くのでしょうか。

これには、交感神経が関係してきます。一般に、交感神経が興奮すると、消化器系の活動がおさえられますが、その逆に消化器系を刺激すると、交感神経の興奮をおさえることができるのです。

水を飲み、交感神経の興奮をしずめれば、感情状態が穏やかになり、免疫力アップにつながっていくというわけです。

以上、「食」と「免疫力」の関係について述べてきましたが、最後にその関係について、とくに重要なことをいっておきたいと思います。

当たり前のように聞こえるでしょうが、「食」に関して免疫力を高めるいちばんの方法は、「自分がおいしいと思うものを食べる」ことです。

みなさん、経験的にご存じでしょうが、人は**おいしいものを食べながら、怒ることは不可能**です。イライラしようと思ってもできません。おいしいものを食べるという快体験が、〝気持ちをアゲる系〟の脳内神経伝達物質をたっぷり放出させるからです。

そうして、愉快な気持ちになれば、免疫機能はアップしていきます。また、うつ病を発症させにくくするという効果も期待できます。

コロナ下、当面は外食すらしにくいという世の中が続きそうですが、私は、食べたいものがあれば、堂々と食べに出かければいいと思います。

食べたいものを我慢することは、脳や感情にとってネガティブに働き、ストレスを増幅させます。そろそろ、食べたいものくらい、気軽に食べに出かけてはいかがですか。

著者略歴

和田秀樹《わだひでき》

一九六〇年、大阪府生まれ。東京大学医学部卒業。精神科医。東京大学医学部附属病院精神神経科助手、米国カール・メニンガー精神医学校国際フェローを経て、現在、和田秀樹こころと体のクリニック院長。

高齢者専門の精神科医として、三十年以上にわたって高齢者医療の現場に携わっている。

『70歳が老化の分かれ道』（詩想社新書）、『六十代と七十代 心と体の整え方』（バジリコ）、『老後は要領』（幻冬舎）、『バカとは何か』『80歳の壁』（ともに幻冬舎新書）など著書多数。

幻冬舎新書 656

マスクを外す日のために
今から始める、ウィズコロナの健やかな生き方

二〇二二年五月二十五日　第一刷発行

著者　和田秀樹
発行人　志儀保博
編集人　小木田順子
編集者　木田明理　福島広司

発行所　株式会社　幻冬舎
〒一五一-〇〇五一　東京都渋谷区千駄ヶ谷四-九-七
電話　〇三-五四一一-六二一一(編集)
〇三-五四一一-六二二二(営業)
振替　〇〇一二〇-八-七六七六四三

ブックデザイン　鈴木成一デザイン室
印刷・製本所　中央精版印刷株式会社

Printed in Japan　ISBN978-4-344-98658-9 C0295
わ-1-4

幻冬舎ホームページアドレス https://www.gentosha.co.jp/
*この本に関するご意見・ご感想をメールでお寄せいただく場合は、comment@gentosha.co.jp まで。

西山耕一郎

誤嚥性肺炎で死にたくなければ のど筋トレしなさい

毎年4万人の命を奪う誤嚥性肺炎。原因は40代から始まる、のどの衰え。加齢によって低下する「飲み込む力」を鍛えるためのトレーニングから、誤嚥しにくい食べ物、生活習慣まで徹底解説する！

奥田昌子

血圧を最速で下げる

老化を防ぐ「血管内皮」の鍛えかた

「減塩すれば血圧は下がる」「少し高いほうが長生きする」「上と下の差が大きければ大丈夫」は全部ウソ！ 30万人を診た医師が血圧を最速で下げる生活習慣を最新研究から明らかにする。

岡田尊司

自閉スペクトラム症

「発達障害」最新の理解と治療革命

自閉スペクトラム症とは自分がなじんだもの以外を受け入れにくい特性のため、生活に支障が出る状態をいう。本書では奇跡を起こす治療法やうまくいく対応のヒントやコツまですべて解説。

小長谷正明

世界史を変えたパンデミック

二〇二〇年、世界は新型コロナウィルスの感染爆発に直面した。だが人類は感染症を乗り越えて強くなった。医学的・歴史的資料からペスト、インフルエンザ、天然痘などとの闘いの軌跡を辿る。

幻冬舎新書

江田証

腸内細菌の逆襲
お腹のガスが健康寿命を決める

増えすぎた腸内細菌は、下痢や便秘を伴う小腸内細菌増殖症＝ＳＩＢＯの原因となる。慢性疲労、集中力低下、がんなど多くの症状や病気を招くＳＩＢＯを予防・改善する食事や生活習慣を解説。

斎藤環

中高年ひきこもり

40〜64歳のひきこもりは推計61万人。家族の孤立、孤独死・生活保護受給者の大量発生等、中高年ひきこもりはいまや日本の重大な社会問題だ。ひきこもりとは何か。何が正しい支援なのか。第一人者が解説。

山本健人

医者が教える 正しい病院のかかり方

点滴は風邪に効く？　抗生物質で風邪は治る？　がんは切るべきか切らざるべきか？　玉石混淆の医療情報があふれかえる中、ベストな治療を受け命を守るために必要な基本知識60を現役外科医が解説。

東京慈恵会医科大学附属病院栄養部
濱裕宣　赤石定典

はじめての減塩

一般的な日本の会社員が一日に摂取するであろう15グラム超の塩分を、どうすれば7〜8グラムに抑えられるか。外食での注意点と、家庭での献立の考え方から味つけまで知恵と工夫が満載の一冊。